知的生きかた文庫

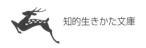

ズボラでもラクラク！
血管・血流がよみがえって
全部よくなる！

板倉弘重

三笠書房

はじめに　血管こそが「健康の鍵」を握る！

私たちの健康にとって、血管はどれくらい重要なのか？

「大切かもしれないけど、やっぱり心臓や肝臓などの臓器が重要では？」
「いやいや、脳でしょ！　血管は、血液が通るただのクダでしょう？」

こんなふうに思っている人が、多いかもしれません。

でも、最新の医学では「血管こそが健康の鍵を握る」という考えに変わってきています。脳や心臓、肝臓、腎臓、骨、肌……、すべての臓器や器官を健康に保ち、正しく機能させるベースとなるのが血管だからです。

そして、この考え方は、高血圧や糖尿病といった生活習慣病の治療方針にも影響を及ぼしています。

これまでは、高血圧になったら高血圧の治療、糖尿病になったら糖尿病の治療、がんなら、がんの治療……と、縦割りの医療を施すのが基本でした。それが、高血圧も糖尿病も肝炎も心筋梗塞《こうそく》も認知症も、すべての生活習慣病は相互に関連しているから、総合的に改善していこうという方向に考え方が変わってきたのです。

すべての臓器を結びつける鍵となるのが血管です。

このことから導かれるのは、柔らかくてしなやかな血管を維持できれば、怖い脳梗塞や認知症、がんなども含め、ほとんどすべての生活習慣病のリスクを軽減できるということです。

問題は、自分の血管年齢を正確に知ることが難しいということ。臓器なら、CTやMRIといった機器を駆使してチェックできますが、全身に網の目のように張り巡らされた血管内部のすべてを、くまなくチェックすることは不可能です。

ですから、健康診断の血液検査の結果は、ちらっと見るだけでなく、しっかり分析してください。検査結果が「正常」の範囲であっても、前年と比べて悪化していたら、注意が必要です。また、第1章で紹介する、血圧計を使った血管年齢の測定法もぜひ試してみてください。

そして、以下の項目すべてにチェックがつくか、確認してみてください。

□肌は、すべすべでキレイ。シミやシワが年齢に比べて少ない

□髪の毛はツヤツヤと輝いている
□スタスタと速く歩ける
□食事はおいしく食べている
□お通じは順調にある
□肩こりとは無縁である

もし、ひとつでも、「イマイチ」と感じてチェックがつかなければ、今こそ血管ケアを始めるタイミングです。「まだ大丈夫だろう」と先延ばしにすると、自覚症状がないまま怖い生活習慣病がジワジワと進行してしまいます。

本書は、ズボラな人でもできる簡単な血管ケア方法を取り上げました。簡単なのに大切で効果的なことばかりで、実行すれば、必ず体は変わります。あとで痛い目を見ないためにも、ぜひ、今日から始めてください。

健康という、お金では買えない財産に恵まれたセカンドライフをお約束します。

板倉 弘重

目次

第1章
病気にならない体は、健康な血管から作られる!

第2章 血管がみるみる若返る！美味しい「食べ方」

第3章 さじ加減ひとつで善にも悪にもなる!「塩」と「糖」に気をつけよう

第4章 歯周病菌も血管を老けさせる。こまめなオーラルケアを!

第5章 血管強化に効果大！魔法の物質「NO」を出す最高の方法

第6章
深く知っておくといいこと、受けておきたいプロの検査

編集協力／株式会社コパニカス
イラスト／BIKKE

第1章

病気にならない体は、健康な血管から作られる!

01

肉体年齢は血管で決まる。若々しい人は、血流に勢いがある

❗ 健康を害した人の血管は、詰まり気味になっている

カナダの内科医、ウィリアム・オスラー博士が残した**「人間は血管とともに老いる」**という有名な言葉があります。これは人間の老化は、血管の老化と深く関係しているという意味です。

シワが増えて肌のツヤが悪くなる、髪が薄くなる、筋肉が衰える、血圧が高くなる、血糖値が高くなる、食が細くなる、視力が悪くなる、肩こりがひどい、胃腸の調子がすぐれない、などなど……、**病気や不調は、血管から始まることが9割**。

そうはいっても、すぐには信じられない人がいるかもしれませんね。

ならば、肌のツヤと血管の関係を考えてみましょう。人間の肌細胞は日々、新しく生まれ変わっています。質のいい新しい肌細胞がどんどん作られれば、肌のツヤは美しいまま保たれます。

そのためには、肌細胞の素材となるコラーゲンやたんぱく質、そのほかビタミンなどの栄養が必要になります。では、その栄養素がどのように肌細胞へ供給されるのかといえば、血液中に溶け込んで運ばれるのです。

血液の流れ、つまり血流の勢いがよければ栄養素がたっぷりと運ばれますが、血流が悪くなると全身の各器官で栄養素が足りなくなります。

そしてしっかりとした血流を生み、日々の健康を保つために大切なのが、若々しい血管なのです。

健康で若々しい人の血管の中は、ものすごい勢いで、栄養素たっぷりの血液が駆《か》け巡っています。

逆に、健康を害した人の血管は、あちこちで詰まり気味になり、血液の流れが滞《とどこお》っている状態です。

02

寝たきりなど「要介護」の原因は、ほとんどが血管の病気だった

❶ 健康な血管は、柔軟でしなやか

血管の状態が、病気に対していかに大きく影響しているのかを知るために、「要介護」になってしまった人たちの原因を見てみましょう。

第1位は「認知症」で、全体の17・6%を占めています。「え、認知症も血管の病気なの?」と、驚く人が多いかもしれませんね。そうなんです、認知症も血管の老化が引き起こす病気のひとつなのです。もっとも多いアルツハイマー型認知症は、脳の記憶を司《つかさど》る部分にアミロイドβ《ベータ》という悪いたんぱく質が溜まることが原因で発症します(99、183ページ参照)。

認知症を防ぐには、脳にフレッシュな血液を送り込み、このアミロイドβを日々掃除することが重要です。認知症の人の脳は、血流が悪いことがわかって

介護が必要になった原因

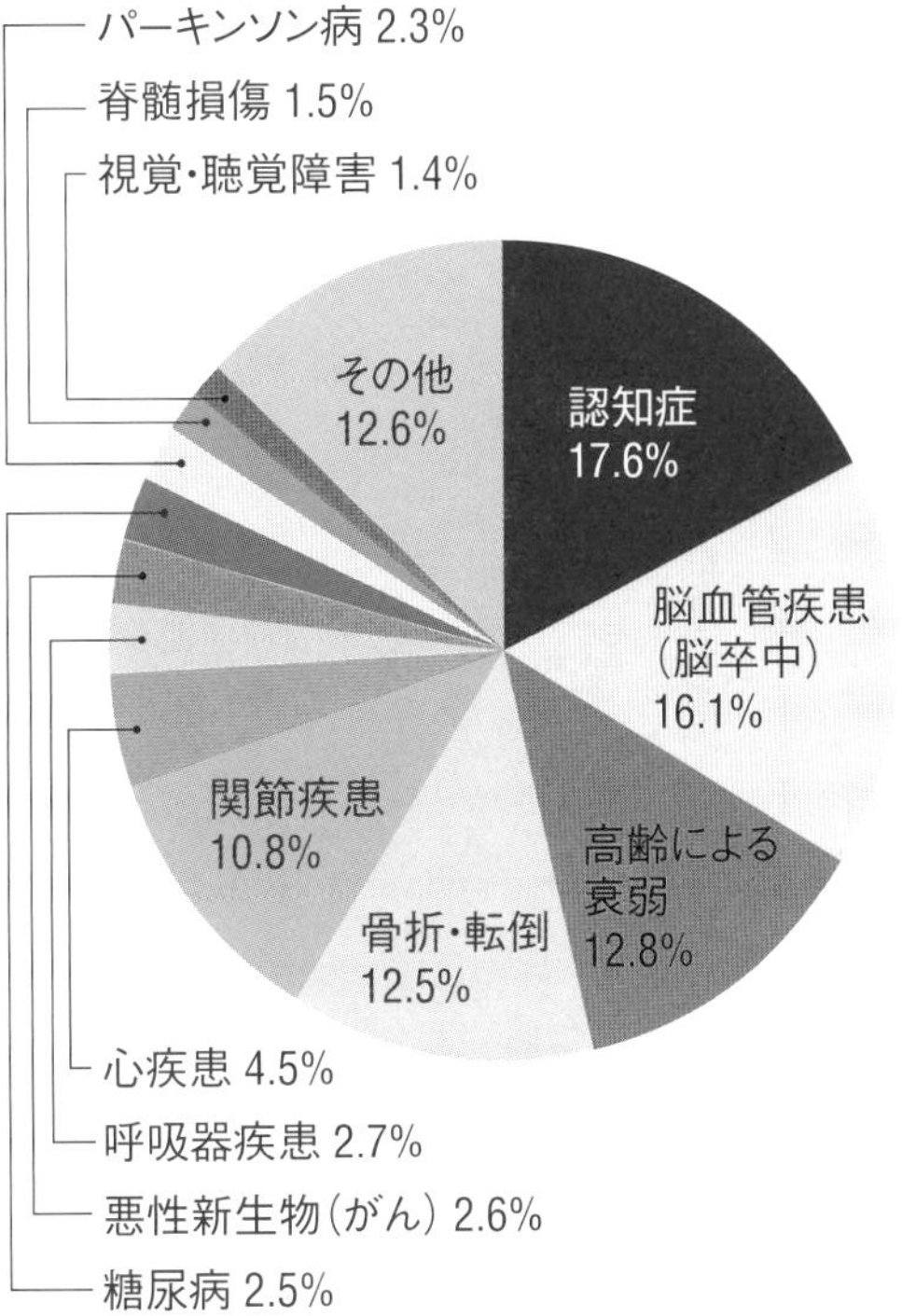

出典:厚生労働省「令和元年 国民生活基礎調査」

います。

第2位は「脳血管障害」です。脳血管障害とは、脳の血管が詰まる脳梗塞、脳の血管が切れる脳出血などです。文字どおり、血管の老化が原因で起こります。

では、勢いのいい血流を生み出す若々しい血管とは、どんな血管なのでしょうか。

人間の血管は内膜・中膜・外膜の3層構造になっていて、中膜には平滑筋《へいかつきん》という筋肉があります。この平滑筋が、心臓から押し出された血液を先へ先へと送るポンプの役割を果たしているのです。

つまり、健康な血管とは、**平滑筋がしなやかに動く柔らかい血管のことです。**

簡単に切れない硬い血管を想像していた人は、ハズレということになります。

生まれたばかりの赤ちゃんの血管はフニャフニャで柔らかく、生活習慣病を持つ高齢者の血管はゴワゴワで硬いのです。

血管の構造

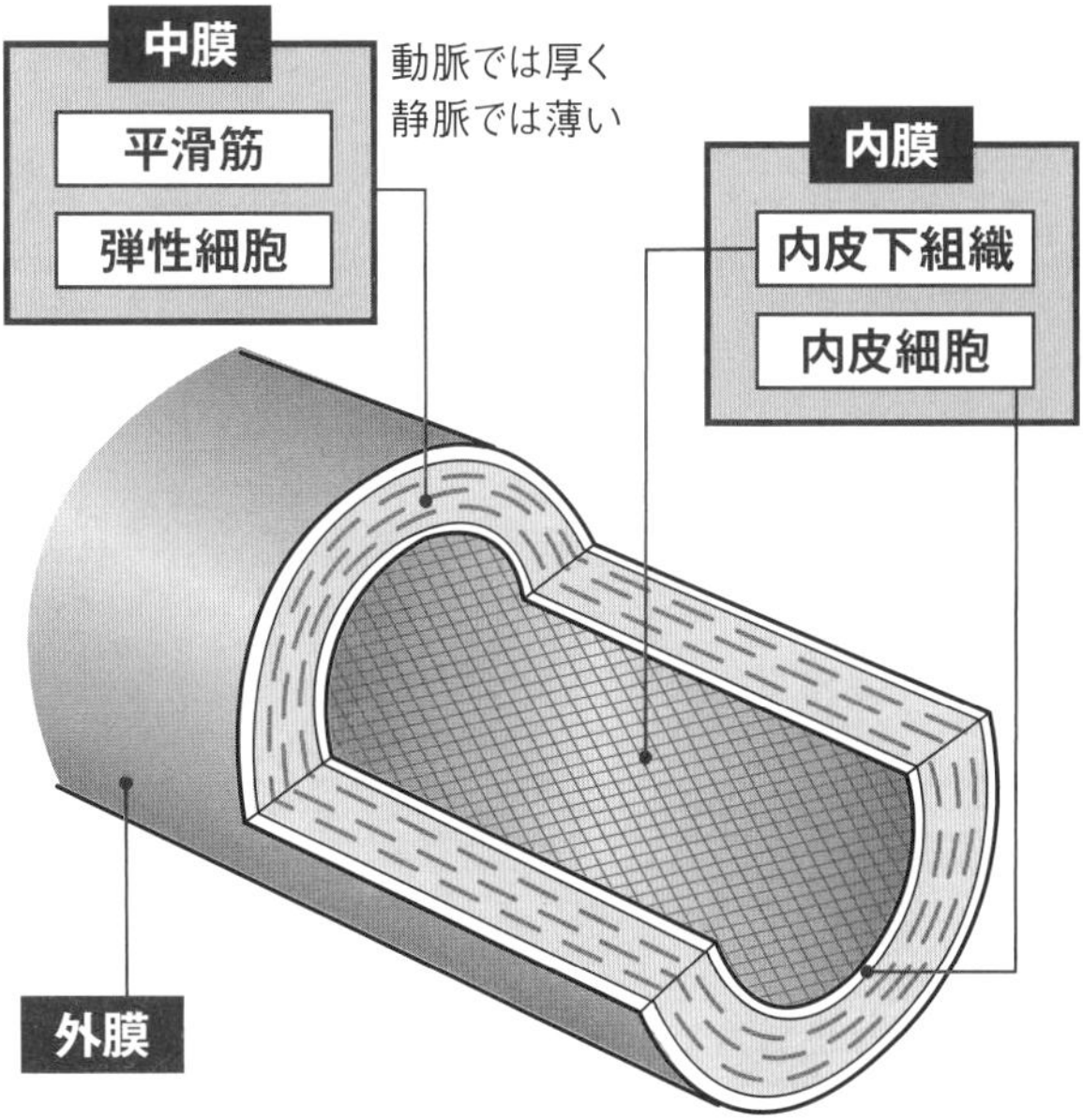

血管（動脈・静脈）は、内膜・中膜・外膜の3層構造からなる。動脈は、心臓から送られる血液の高い圧力を受けるので中膜が厚い。静脈は、動脈ほど高い圧力を受けないので、中膜が薄く、血液の逆流を防ぐ弁がある。
毛細血管は、動脈と静脈をつなぐ、網目状に張り巡らされた血管のこと。中膜はなく、隙間の多い内皮と基底膜だけからなり、その隙間から各組織と、ガスや栄養素のやりとりを行う。

03

どうして血管はゴワゴワになる？血管の内皮が石灰化する仕組み

❶長い年月をかけて硬くなっていく

血管はどうして老化するのか、どのようにして硬くなるのか説明しましょう。

血糖値（血液中のブドウ糖の濃度）が高くなると、血液がベタベタして粘性が高まることは知られています。いわゆる高血糖の状態で、それがひどくなると糖尿病へと進行します。

こうなると血流が悪化するうえに、血管の内皮細胞が炎症を起こします。

炎症が慢性化すると、その部分にカルシウムが溜まって細胞の石灰化が始まります。血管内皮の石灰化が進むにつれて血管は硬くなり、ひび割れたりボロボロと崩れやすくなったりします。心臓の弁膜で起こりやすくなっています。

また、血液の状態が悪くなると、動脈硬化が起こりやすくなります。動脈硬化は、血管内皮にコブができて血液の通り道が狭くなり、血流が悪くなる病気です。しかし、そのコブ自体はブヨブヨとしていて硬くはありません。

では、なぜ動脈硬化と呼ぶのかというと、コブの下の血管内皮が硬くなるからです。

炎症とコブという2つの原因により、**血管は少しずつ弾力を失って硬くなっていきます。これが血管の老化です。**

ただし、血糖値が上がってきたからといって、すぐに血管が硬くなるわけではありません。血管病を起こすほどに老化するには、数十年という長い時間がかかります。

とはいえ肝心なのは、早めに危険を察知して生活習慣を改善することです。若いうちからの毎日の積み重ねがモノをいうのです。そして誰もが、「今日が人生で一番若い日」です。のちのち大変な思いをしないためにも、今日、何かひとつ変えてみましょう。具体的な方法は、第2章以降で解説します。

04

血圧ってなんの圧力？硬い血管はどうして血圧が高くなる？

❗病院ではなく、家庭で測る血圧が健康管理の基本になる！

自分の血管が若いのか、年齢以上に老けているのかは、とても気になりますね。その、もっとも身近でわかりやすい数値が血圧です。

心臓が収縮したとき、心臓から送り出された血液は、動脈を通ります。このとき、**動脈の血管は中を通る血液の圧力によって押し広げられます。**これが「収縮期血圧（上の血圧）」です。

若くてしなやかな血管は、大量の血液が流れてきても大きく広がるため、圧力が逃がされます。

逆に老化した硬い血管は、血液の圧力を血管の壁でもろに受けます。これが高血圧になる仕組みです。

血管が硬いと 圧力をもろに受けて血圧が高くなる

しなやかな血管

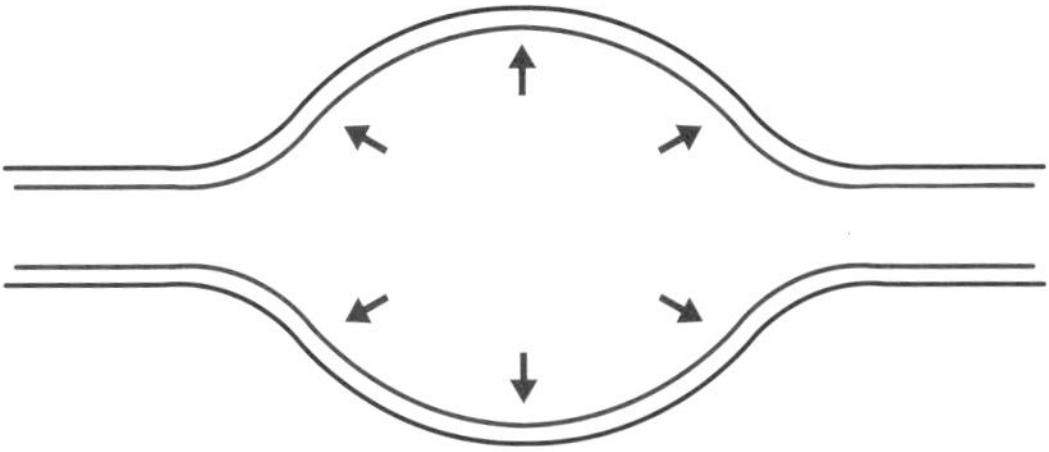

血液が通るときにしなやかに広がるため、血管の壁にかかる血流の圧力が分散されて弱くなる。

硬い血管

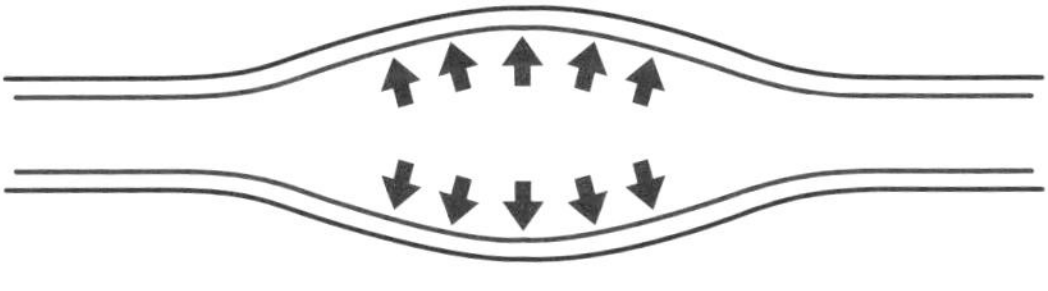

血管がゴワゴワで広がらないため、血管の壁に血流の強い圧力がかかる。強い圧力を受け続けると、ますます血管は硬くなる。

しかし、血圧は状況によってさまざまに変化する数値です。ちょっとしたストレス、たとえば、病院などの慣れない場に行って緊張するだけでも、大きく変動することがあります。ですから、健康診断で測った血圧が高かったからといって、すぐに血管が老化しているとは判断できません。

近年は自宅で使える優秀な血圧計が普及して、「家庭血圧」が重要視されるようになりました。**病院で測る血圧よりもリラックスして測れる家庭血圧のほうが信用できると、高血圧学会のガイドラインにも記されています。**

毎朝、ストレスのかからない落ち着いた状況で血圧を測れば、血管年齢を正しく知る手がかりになります。

ところが、せっかくの家庭用血圧計を正しく使っていない人が多いのが実状です。誤った使い方をしたのでは、正しい数値が得られないために、医師の診断を誤らせることにもなりかねません。

次の項では、血圧計の正しい使い方、さらには血管年齢をより正確に知るための裏ワザも紹介します。

05

一家に1台、血圧計を。二の腕で測るタイプがおすすめ

❗ 存在感のある大きいヤツが気になっていい!?

病院にある血圧計といえば、以前は水銀柱が上昇していくタイプでした。血圧の単位は㎜Hgと書き、「ミリメートル・エイチジー」または「ミリメートル水銀」と読みます。つまり、水銀をどれくらい押し上げる圧力がかかっているのかが、この単位名の由来です。

現在では、家庭でも簡単に扱える電子式の血圧計が主流になりました。

病院で測る血圧は、医師や看護師の前で緊張したり、待合室で長時間待たされてイライラしていたりして、正しい値が出ないことがあります。そうした理由から、毎日、落ち着いて同じ条件で測った家庭血圧が重視されるようになったのです。

健康管理のためには、一家に1台、血圧計を備えたいものです。

家庭用の血圧計にも、いろいろなタイプがあります。腕にカフを巻くタイプ、腕を血圧計に差し込むタイプ、手首に巻くタイプ、指先で測るタイプなどです。

おすすめは、腕にカフを巻くタイプか血圧計に腕を差し込むタイプです。

なぜなら、「血圧は心臓と同じ高さで測るのが基本中の基本」だからです。手首や指先では、毎回同じ高さを正しく保つことが難しくなります。こうしたハンディーなタイプは携帯には便利なので、旅行などのときに使うサブ用と考えましょう。

上腕で測る血圧計は、概して大きいものが多く邪魔だと感じるかもしれません。しかし、その存在感は、きちんと定期的に測る助けになります。毎朝、部屋にドンと置かれた血圧計を見れば、「今日も測ろう」と思うからです。

最近は上腕に巻くタイプでも小型のものがあります。使いやすいものを選んでください。

常備したい血圧計。おすすめはこれ！

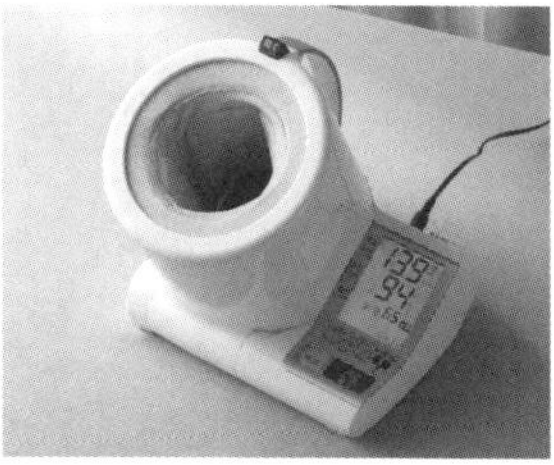
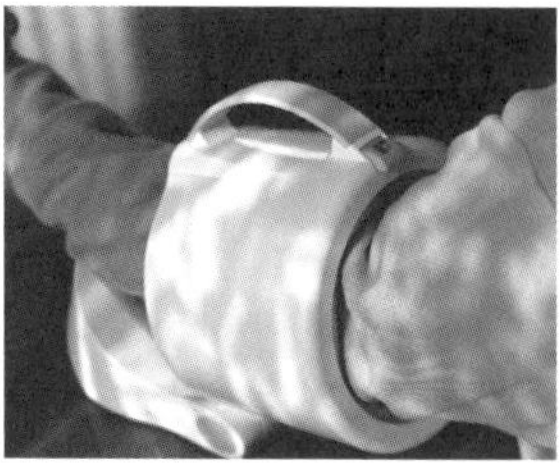

正確さを期すなら血圧計に腕を差し込むタイプがおすすめ。確実に心臓の高さで測ることができる。

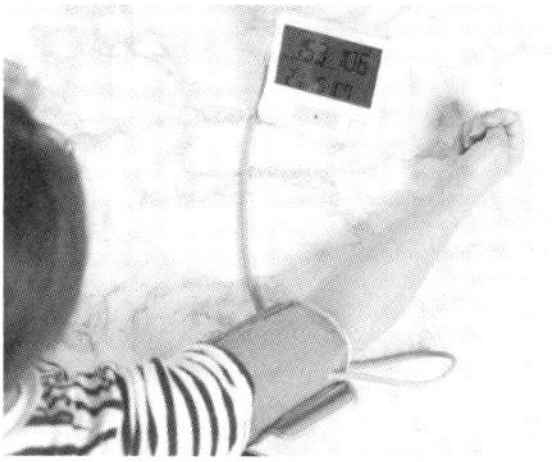

上腕にカフを巻くタイプ。コンパクトに収納できるのが魅力。

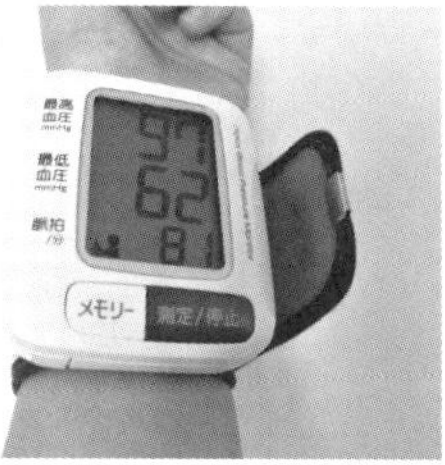

手首や指先で測るタイプは、携帯用のサブとして使う。

06

リラックスした状態で2回測るのが基本。上腕は心臓と同じ高さに

❗ 1回目と2回目の数値、どっちを採用する？

血圧を正しく測るポイントをまとめました。

①朝起きて少ししてから1時間以内に、朝食を食べる前に測る

血圧は寝ているときに低くなり、昼間、活動しているときは高くなります。しかし、血管の状態がよくないと、朝、起きた直後にポンと高くなることがあります。起床後少ししてから1時間以内というのは、これを避けるためです。トイレをすませ、水を飲んでゆったりとした時間が「血圧測定タイム」です。

②血圧計を準備したら、2分ほどリラックス

たとえ自宅でも、血圧を測るときにストレスを感じる人がいます。ゆっくり

血圧は朝食前に測る

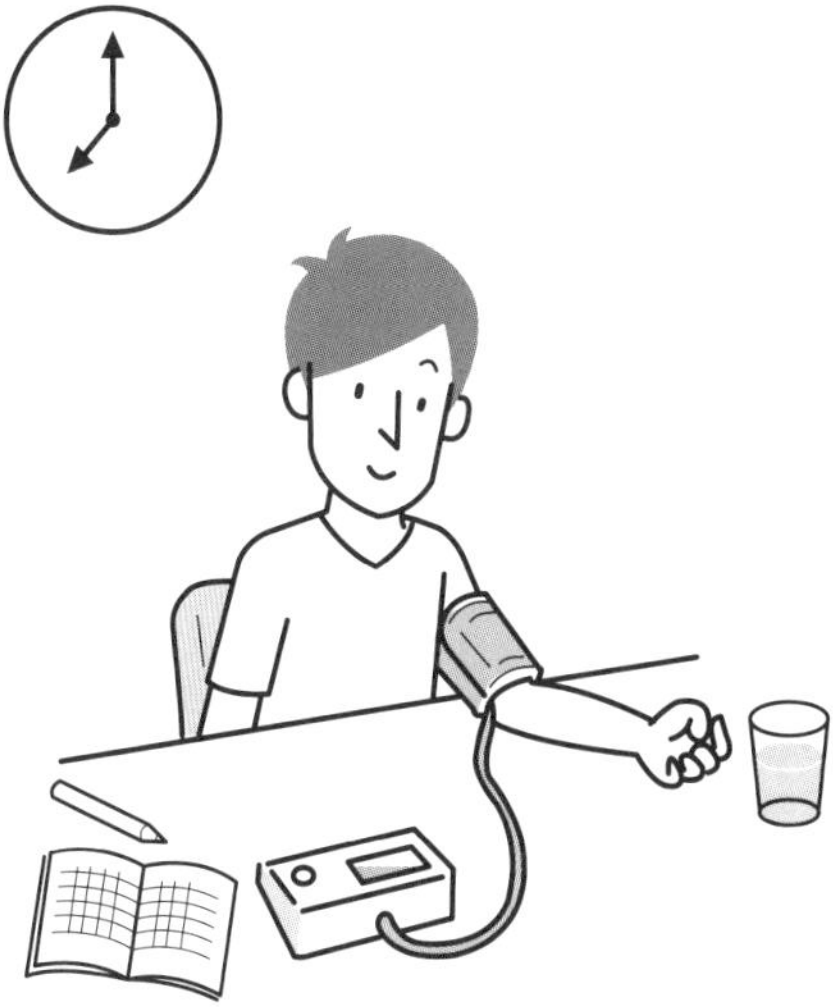

朝起きて1時間以内、朝食を食べる前のゆったりした時間が「血圧測定タイム」。毎日、同じ時間に測ることを心がける。

と深呼吸をして、脈拍を整えましょう。

③上腕を心臓と同じ高さに構える

肘《ひじ》を軽く曲げてテーブルにつき、上腕が心臓と同じ高さにあることを確認します。この姿勢が基本です。左右どちらの腕で測ってもいいのですが、毎回同じほうの腕にします。

④カフは肘から指２本分くらい上に巻く

自分でカフを巻くときは、肘から少し上に巻いてください。血圧計に腕を差し込むときも、しっかりと上腕が入っていることを確認しましょう。また、カフはきつく締めすぎないのがポイントです。

⑤２回測り、２回目の数値を記録する

まず1回測り、気持ちを楽にしてもう一度測ります。そして、2回目の数値を記録しましょう。1回目は高めに出ることが多いからです。「納得がいかない！」と何度も測る人がいますが、ムキになると血圧が上がります！　それはやめましょう。

07

両腕・両足首でも測る！血管の老化度を知る裏ワザを公開

❗ 測りっぱなしはNG、きちんと記録しなけりゃ意味がない

血圧を測ったら、測りっぱなしにせず、きちんと記録しておくことが大切です。記録しておけば中長期にわたる血圧の変化を、客観的な数値で確認することができます。また、医師が診断する際の貴重な資料にもなります。特別に高かったときは、思い当たる理由などをメモしておいてください。

専用のノートを1冊用意して書き込むのがベストですが、面倒であれば手帳やカレンダーに記入してもいいでしょう。

次に、血圧計を使う裏ワザを紹介します。

いつも測っているほうの腕で計測したら、次に逆の腕でも測ってみてください。もし、10㎜Hg以上の開きがあったら、血流が安定していないと考えられま

す。その原因として、動脈硬化、高安動脈炎、大動脈解離、大動脈弁狭窄症《きょうさくしょう》などの疾患《しっかん》が隠れていることが疑われます。

頻繁に行う必要はありませんが、毎月1回くらい測ってみて、常に数値に開きがあったら、受診してください。

さらに、足首でも血圧を測ってみましょう。

このとき注意することは、心臓と同じ高さで測ることです。**したがって、床に横になった姿勢で腕の血圧を測り、次に足首で測ります。**どなたかに手伝ってもらうといいでしょう。

通常、腕より足のほうがわずかに高く出ます。逆に、足首で測った血圧が腕の数値より低いと、脚の血管が硬化している可能性があります。日頃、運動不足だと感じている人は、ときどき計測してみてください。そして、あまりに差が大きければ、かかりつけ医に相談してください。

血管年齢を測定する専門医では、このように体の数カ所で血圧を測って、全身の血管の硬さ、老化度を分析してくれます。

血管の病気を早期発見する裏ワザ

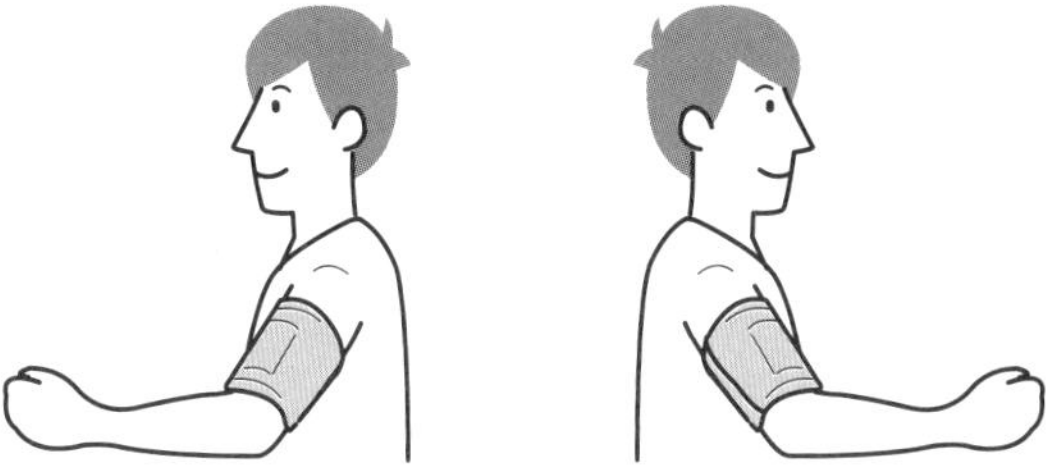

右腕で計ったら、次に左腕でも測ってみる。10mmHg以上の開きがあったら、血流が安定していない可能性がある。

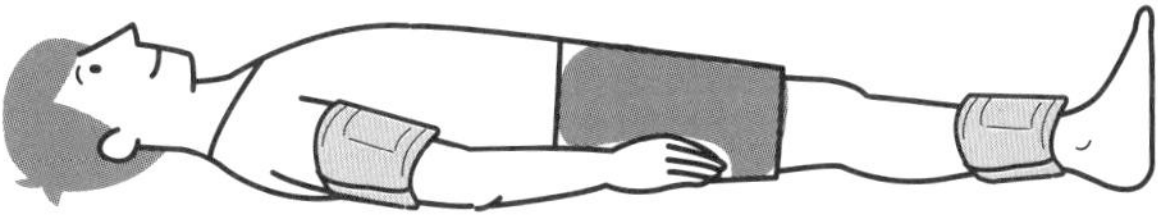

床の上に横になり、まず上腕で血圧を測定する。次にカフを足首に巻き、測定。腕より足首の血圧のほうが低ければ、脚の血管が硬化している疑いがある。

08

最高血圧のガイドラインが変更に。125㎜Hgを超えたら要注意！

❶「高血圧」とは診断されないけど治療が必要なグレーゾーン

血圧計を使って血圧の管理ができるようになったら、目標値を決めましょう。よくサプリメントや健康飲料の宣伝で「130超えたら要注意」というフレーズがありますが、いったい、血圧はいくつに保てばいいのでしょうか。

日本高血圧学会は2019年5月にガイドラインを見直し、**それまで「正常高値血圧」としていた130〜139㎜Hgを「高値血圧」に改めました。**「正常高値血圧」と「高値血圧」——似たような表現ですが、以前は「正常」の範囲だったのが、よりグレーゾーン的な扱いとなりました。ガイドラインをよく読むと、「高血圧ではないが治療は必要」となっています。

「高血圧」の診断基準は、変わらずに140㎜Hg以上です。

成人における血圧値の分類 (mmHg)

分類	診察室血圧		家庭血圧	
	収縮期血圧（最高血圧）	拡張期血圧（最低血圧）	収縮期血圧（最高血圧）	拡張期血圧（最低血圧）
正常血圧	<120 かつ <80		<115 かつ <75	
正常高値血圧	120–129 かつ <80		115–124 かつ <75	
高値血圧	130–139 かつ/または 80–89		125–134 かつ/または 75–84	
Ⅰ度高血圧	140–159 かつ/または 90–99		135–144 かつ/または 85–89	
Ⅱ度高血圧	160–179 かつ/または 100–109		145–159 かつ/または 90–99	
Ⅲ度高血圧	≧180 かつ/または ≧110		≧160 かつ/または ≧100	
（孤立性）収縮期高血圧	≧140 かつ <90		≧135 かつ <85	

出典：日本高血圧学会『高血圧治療ガイドライン2019』

※赤字部分が一般的にいう高血圧。家庭血圧は診察室血圧より5mmHg低く設定されている。

改訂のきっかけは、アメリカ国立衛生研究所が大規模調査を行い、2017年に「収縮期血圧130㎜Hg以上は高血圧」としたことでした。日本もそれにならって「130㎜Hg以上は高血圧」にする案も出ましたが、そうすると国民のかなりの割合の人が高血圧と診断されてしまうため、表現をマイルドにしたという経緯があったようです。

もうひとつ気をつけてほしいのは、病院で測る診察室血圧と家庭血圧で基準値に差があることです。

「正常血圧」は、診察室血圧では収縮期血圧が120㎜Hg未満ですが、家庭血圧では115㎜Hg未満となっています。

これは、家庭で測る血圧が低く出る「誤差」を加味しているからです。**家庭血圧をベースにするときは、「125超えたら要注意」となります。**

09

あなたの血管年齢は？診断項目を計測してみよう

❗ 血糖値、肥満度、体脂肪率、筋肉量で総合的に判断

自分の血管年齢を知るには、血圧だけでは不十分です。43ページのチェック表で総合的に判断してみましょう。チェックがついた項目があれば、早急に改善する必要があります。

❶血糖値

血液中のブドウ糖の濃度（血糖値）が高くなると、血液がベトベトして粘性が高くなり、血流が悪くなります。それが血管内皮を石灰化して硬くする原因であることは、すでに解説しました（24ページ参照）。

それに加え、体の末端にある毛細血管が詰まったり切れたりしやすくなりま

す。これは「細小血管障害」と呼ばれ、毛細血管が集中している場所、たとえば、目（網膜）や腎臓でさまざまな血管病を引き起こします。足の指先などに起こる糖尿病の壊疽《えそ》もそのひとつです。

❷ＢＭＩ

ＢＭＩは肥満度を表す体格指数で「体重（kg）÷身長（m）÷身長（m）」で求められます。

ＢＭＩが「18・50以上、25未満」内におさまるのが普通体重で、25を超えると肥満と認定されます。肥満の人は内臓脂肪によって血管が圧迫されるため、血圧がより高くなります。

❸体脂肪

血糖値と並んで高めの体脂肪も、血管を傷める原因になります。血管内皮についた傷に脂質が入り込み、動脈硬化を引き起こすからです。

明確な基準はありませんが、体脂肪は男性24％、女性35％以下が望ましいと考えられています。

血管年齢セルフチェック表

当てはまるものがあればチェックを入れ、合計点数を計算しよう。

チェック要素	チェック基準	☑	点数
収縮期血圧	130-139mmHg	□	10
	140mmHg以上	□	30
空腹時血糖値	125mg/dℓ以上	□	20
BMI	25以上	□	20
体脂肪	男性24%、女性35%以上	□	10
歩数	1日5000歩未満	□	10
握力	男性45kg、女性25kg以下	□	10

合計　　　　　点

点数	診断コメント	血管年齢
70-110	血管がかなり傷んでいる可能性があります。早めに受診しましょう	70歳以上
30-60	このままの状態では生活習慣病が懸念されます。本書の改善法をどんどん実践しましょう	60歳以上
10-20	これ以上悪くならないように頑張りましょう	50歳以上
0	優秀です。問題ありません	若い！

最近は、体脂肪を測ることができるスマート体重計が普及しています。気になる方は、ぜひ使ってみてください。

❹歩数

運動と血管の健康も深い関係があります。

定期的に運動をすることは、血糖値や体脂肪の値が改善する傾向があるだけではありません。運動をすることによって、血管の内膜からNO（エヌオー：一酸化窒素）が分泌されることがわかっています。このNOに血管を柔らかくする力があるのです（132ページ参照）。

運動量は数値では表しにくいものですが、毎日の歩数は目安になります。一日最低5000歩を目標にしてください。

❺握力

筋肉が十分についているかどうかを自分でチェックするには、握力を測ることが簡単で便利です。握力計を使って測ってみましょう。これも明確な基準はありませんが、男性45kg、女性25kg以上あれば合格です。

10

肩こり、筋肉痛、冷え性は血管老化のサイン。もしかしたら、と思ったらこのケアを

❗ 髪の毛にツヤがないのは、頭皮への血流が不十分だから

数値で表せる要素以外にも、血管の健康を測るポイントがあります。わかりやすいのは、肩こりや筋肉痛です。よく「原因不明の肩こり」などといいますが、基本的に肩こりの原因は血行不良です。つまり、血流が悪くなっているのです。

慢性的に肩こりがある人は、血管が傷んでいる可能性があります。

筋肉痛も同様です。筋肉を激しく動かす運動をすると、「翌日」筋肉痛が起こりますね。これは、傷ついた筋繊維を修復するときに痛みを感じるから、と考えられています。筋繊維の修復には栄養素が必要です。それを届けるのが血液です。

この筋肉痛が、「翌々日」になってからでないと起こらない、そしていざ筋肉痛になると、1日ではおさまらず、2日、3日と数日間、痛みやだるさが残るのは、血流が悪くなっているサインです。

肌の色ツヤが血管年齢を表すことはすでに解説しましたが、**髪の毛のツヤや抜け毛がなどのトラブルも血管と関係があります。**頭皮の毛細血管への血流が滞ると、栄養素が不足し、毛髪の状態が悪くなるのです。

また、人間が体温を保っていられるのは、温かい血液が循環しているからです。女性に多い冷え性は、末梢血管へ十分な血液が届かないことが原因です。

夜、足が冷えて眠れない、いつも手足の指が冷たい、などの自覚症状がある人は、血流改善に取り組んでください。

めまいや立ちくらみは、血圧が低く脳への血流が不十分なために起こります。心臓の力が弱いか、血管に原因があると考えられます。

めまいは、入浴中など血圧が変化しやすい環境で、思わぬ事故を起こしかねません。しっかりとした対策を取ってください。

第2章

血管がみるみる若返る！
美味しい「食べ方」

11

軽症のうちなら、血管は若返る。ポリフェノールとコラーゲンが鍵

❗血管の硬化が重症化すると、元に戻すのは困難

第2章では、主に食事による血管ケアを見ていきます。

その前に、素朴な疑問として、すでに硬くなってしまった血管は若返るのかどうかについて、検討してみましょう。

第1章で血管が硬くなるメカニズムを、「血管内皮の炎症が起こると、その部分にカルシウムが沈着して硬くなる」と説明しました（24ページ参照）。

この現象の初期段階であれば、「食品に含まれる抗酸化物質」や「運動によるNOの産生」によって、改善することがわかっています（132ページ参照）。

しかし、いったんカルシウムの沈着が進んで石灰化してしまうと、もう元に戻すのは困難になります。

ただ、喫煙などはっきりした原因で、活性酸素が増えて細胞が一時的に緊張している状態であれば、比較的改善は容易といえます。

自分の血管がどのような状態にあるにせよ、予防の意味も含めて、血液と血管を健全に保つ食事を心がけるべきでしょう。

結論からいえば、食事のポイントは次の3点に集約できます。

①糖質と塩分、中性脂肪の摂取量を減らす

②良質のポリフェノールをたっぷり取る

③コラーゲン（動物性たんぱく質）とビタミンCをしっかり取る

①は、血液の状態をよくするためのポイントです。血液中に糖質と塩分、中性脂肪が多いと、血管内皮に炎症が起こりやすくなります。特に糖質と塩分を防ぐことことは重要なので3章で別途説明します。②は、抗酸化作用により炎症を減らす作業を助けてくれます。

③は、血管内皮を作る素材です。血液に直接触れる血管内皮を、常にフレッシュで柔らかい状態にしておくことが大切です。

12

信頼性の高い実験で証明！赤ワインを1週間飲んだ人の血管はしなやか

❗フランス人に心臓疾患が少ないのはなぜ？

血管のしなやかさを比較する実験をしました。

実験に協力してくれた人を2つのグループに分け、Aグループには、優良なポリフェノールを含む赤ワインを1週間、飲んでもらいました。もう一方のBグループには、同量のアルコールを含むウォッカを、やはり1週間、飲んでもらいました。水ではなくウォッカにしたのは、アルコールの影響を同じにするためです。

検証方法は、血流が止まるまで腕の血管をきつく圧迫してから緩め、血管がどれくらい素早く元どおりに膨らむかを測定するというもの。測定には血管の太さを正確に測れる超音波を利用しました。

すると、明らかにAグループのほうが素早く元に戻りました。**つまり、赤ワインを飲んだ人の血管がしなやかだったことになります。**この実験結果は、動脈硬化学会の『動脈硬化性疾患予防ガイドライン』に掲載されました。


赤ワインに含まれるポリフェノールは、原料となる黒ぶどうの皮の部分に含まれています。したがって、皮を取り除き、果汁だけ発酵させた白ワインよりも赤ワインのほうが、より多くのポリフェノールが抽出されているのです。

赤ワインのポリフェノールが注目されたのは、肉やチーズといった動物性の脂質を多く取るにもかかわらず、フランス人に心臓疾患が少ないこと（「フレンチ・パラドックス」）に着目した研究の成果でした。

ちなみに、この実験をウォッカの代わりに白ワインを使って行ったところ、やはり赤ワインの効果が優れているという結果が得られています。

13

赤ワインをしのぐ、血管若返りのエース食材とは？

❗ポリフェノール15倍で認知症、糖尿病、高血圧などを防ぐ！

近年、赤ワインをしのぐ勢いで注目されているのが、チョコレートです。健康効果を謳《うた》ったチョコレートがスーパーやコンビニに多く並んでいます。

100gあたりに含まれるポリフェノールの量を測定したところ、**高《ハイ》カカオ・チョコレートに含まれるポリフェノールは、赤ワインの15倍以上だった**ことがわかったことに人気の秘密があります。

実際の健康効果も報告されています。

アメリカのペンシルベニア州立大学のエサートン教授は、通常の食事に加えて、ココアパウダーとダーク・チョコレートを食べてもらう実験をしました。

（ちなみにココアパウダーは、チョコレートの原材料であるカカオマスから脂

優良食材に含まれるポリフェノール量

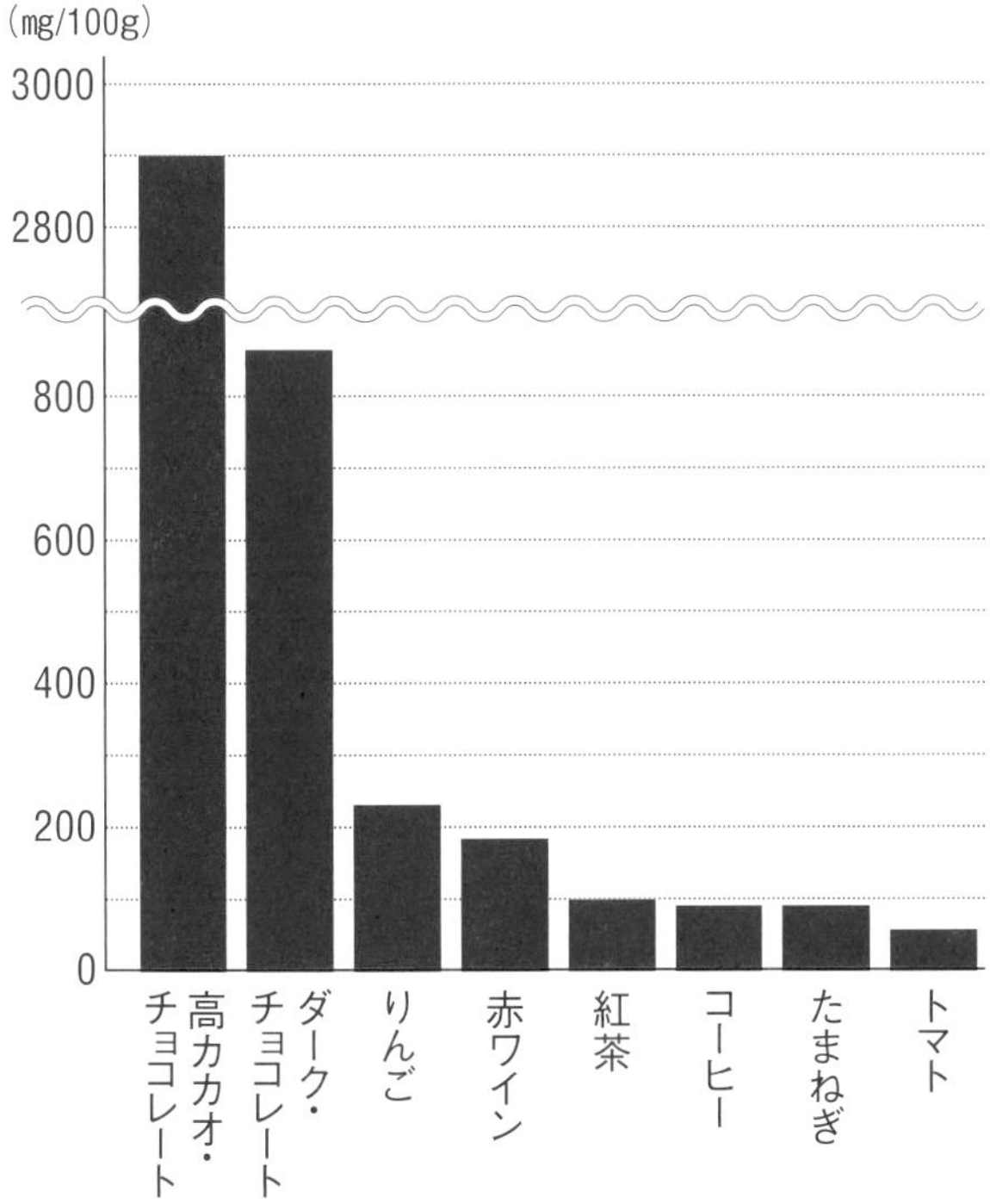

参考:Scabert A and Williamson G.J Nutr 130:2073S-85S,2000

肪分であるココアバターを取り除いた残りの成分で、ポリフェノールを多く含みます）。その結果、ココアパウダーやダーク・チョコレートを食べれば悪玉コレステロールが減り、善玉コレステロールが増えることがわかったのです。

善玉コレステロールは、血管の酸化作用を抑えるエース的な存在です。善玉コレステロールを増やす食材は、血管の若返りを助ける優良食材といえるでしょう。

カカオ・ポリフェノールに関する研究報告は世界中から寄せられ、今では認知症、糖尿病、高血圧など、多くの生活習慣病を防ぐ働きが認められています。

カカオ・ポリフェノールを効果的に摂取するには、カカオ分70％以上の高カカオ・チョコレートを選ぶことが肝心です。ミルクチョコレートやホワイトチョコレートなどは製法が少々違ううえに糖分も多いため、逆効果になりかねません。通常、高カカオ・チョコレートは、5gずつ小さく包装されているので、一日5個、合計25g食べるのがおすすめです。

糖分が気になる人は、砂糖の入っていないピュアココアをどうぞ。

14

赤、黄、緑、黒、紫……ポリフェノールのミラクルな力で血流を改善！

❗ さまざまな抗酸化作用を最大限、利用する！

ポリフェノールとは、植物が生成する抗酸化物質のこと。自分では動けない植物が、紫外線や害虫から身を守るために持つ免疫力のようなものです。苦味成分や色素成分がほとんどで、自然界には５０００種類以上あるといわれています。**抗酸化作用が強く、活性酸素など有害な物質を無害にする作用があります。**その効能の中に、血管の老化を防ぐ力もあるのです。代表的なポリフェノールを見ていきましょう。

◎アントシアニン

ブルーベリーのほか、なす、紫キャベツ、アサイーなどに含まれる紫色の色素です。網膜に存在するロドプシンというたんぱく質を再合成するため、視力回復に効果があるとされています。

◎茶カテキン

緑茶、紅茶、ウーロン茶など、お茶全般に含まれる苦味成分です。抗酸化作用がとても強いポリフェノールで、血管の老化防止はもちろん、抗ウイルス作用、抗細菌作用、抗がん作用、血糖値低下作用、虫歯予防などが期待できます。ランチは、ぜひお茶とともにどうぞ。

◎ルチン

毛細血管の弾性を高め、強くする働きが知られています。血流をよくし、脳梗塞の予防効果も認められています。そば、たまねぎ（特に皮の部分）、柑橘類などに多く含まれています。水溶性なので、ゆで汁に溶け出やすく、そば湯を飲むのは理にかなっています。

◎イソフラボン

大豆や葛《くず》、ひよこ豆をはじめとする豆類に含まれています。抗酸化作用のほか、女性ホルモンに似た働きをします。女性ホルモンが低下したときに起こる更年期症状を緩和してくれます。納豆、豆腐、味噌、醤油、きな粉、おからなどを、日々取り入れましょう。

◎コーヒー・ポリフェノール

コーヒーを一日に2、3杯飲む人は糖尿病が少ないという報告があります。また、脂肪の消費量を増やす働きもあり、肥満防止、内臓脂肪の低減効果が期待できます。さらに、コーヒーを飲む人ほど紫外線によるシミが少ない、という調査結果もあります。

◎クルクミン

カレーに使われるスパイスのターメリックに含まれる、黄色の色素成分です。ウコン色素とも呼ばれます。特に脳の血流を改善する力があり、カレーをよく食べるインド人にアルツハイマー型の認知症が少ないのは、ターメリックの効果によるともいわれています。

15

免疫細胞は、動物性たんぱく質で作られる。腸の中に70％が集まっている

❗毎日5000個生まれるがん細胞を、免疫細胞が潰している

新型コロナウイルス感染症が蔓延《まんえん》して以来、免疫力への関心が高まりました。免疫力とは、感染・老化・病気の予防、健康の維持という働きを統括した呼び方です。

免疫細胞で中心的な働きをするのが白血球です。白血球の中でもリンパ球の一種、**ナチュラルキラー細胞（NK細胞）は、がん細胞を退治することで知られています。**人間の体の中では、毎日3000～5000個ものがん細胞の芽が生まれており、NK細胞はこれらを日々消してくれています。

免疫細胞は、皮膚、粘膜、腸、喉《のど》、リンパ腺など、細菌が多いところに分布しています。特に腸には免疫細胞の約7割が集まっています。腸内環境が悪く

体を守る白血球の成分

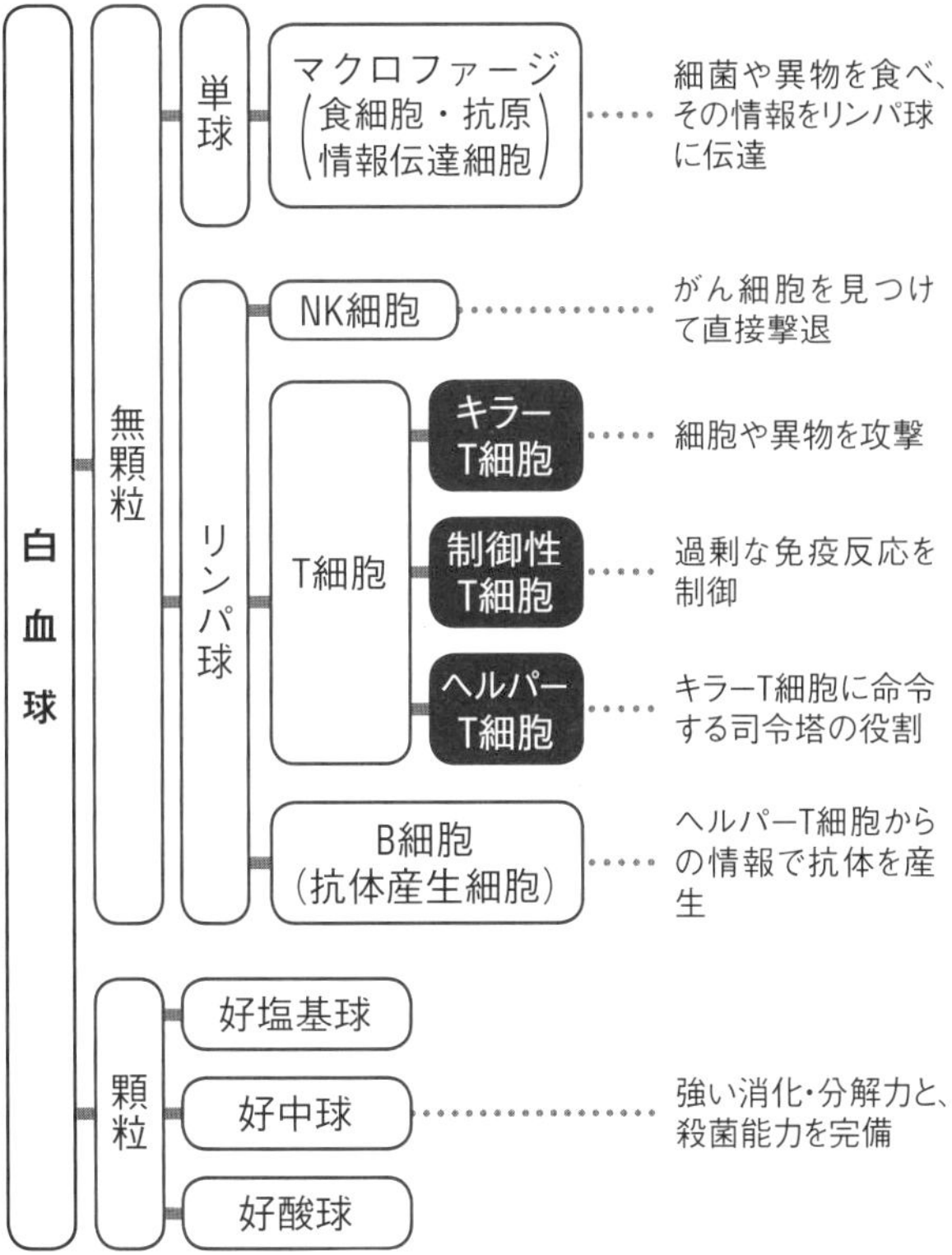
白血球
無顆粒
単球
マクロファージ
（食細胞・抗原情報伝達細胞）
細菌や異物を食べ、その情報をリンパ球に伝達
リンパ球
NK細胞
がん細胞を見つけて直接撃退
T細胞
キラーT細胞
細胞や異物を攻撃
制御性T細胞
過剰な免疫反応を制御
ヘルパーT細胞
キラーT細胞に命令する司令塔の役割
B細胞
（抗体産生細胞）
ヘルパーT細胞からの情報で抗体を産生
顆粒
好塩基球
好中球
強い消化・分解力と、殺菌能力を完備
好酸球

なると免疫力が低下するのはそのためです。

さて、白血球の中のリンパ球を作っているのは、大腿骨《だいたい》、肋骨、背骨などにある骨髄です。免疫細胞の集まっている腸管粘膜や皮膚はコラーゲンで作られています。**そして、リンパ球の素材となるのも、コラーゲンです。**コラーゲンは、長い組成を持つたんぱく質の一種であり、私たちの体内で作ることができる物質です。**コラーゲンを多く含む鳥の皮や軟骨、魚のアラ、豚モツ、フカヒレ、スッポン、豚足などを食べると肌にいいといいますが、食べたコラーゲンが、そのまま人体の中で使われるわけではありません。**

摂取したコラーゲンは、いったん、体内でアミノ酸に分解されてから、ビタミンCや鉄分を使って、コラーゲンに再構成されます。

要するに、摂取したコラーゲンは、いったんバラバラに分解されてしまうのです。だから高価なフカヒレなど食べなくても、安価な肉や魚などの動物性たんぱく質を十分に取っていればOKということ。質より摂取量が不足することのほうが問題です。

16

「肉の脂で血管が詰まる」は大ウソ。高齢者ほど肉や魚を食べなさい！

❗ 体重1kgあたり1gと覚えよう！

免疫力を上げ、血液をきれいにすることで血管の健康を守ることができます。そのためには動物性たんぱく質を積極的に取って、白血球などの免疫細部を十分に作ることが有効です。

かつては、高齢者は肉をあまり食べないほうがいい、動物性の脂質は血管を詰まらせる、などといわれていましたが、その考えは誤りであることがわかっています。

むしろ、高齢者ほど肉を多く食べて、筋肉を力強く保つことが重要です。筋肉が弱くなると、加齢により心身が衰える「フレイル」に陥りやすくなります。

では、一日にどれくらい動物性たんぱく質を取ればいいのでしょうか。

厚生労働省は、体重1kgあたり0・8gでは少ないとしています。**私はわかりやすく、目標を体重1kgあたり1gに設定しています。**

つまり、体重60kgの人なら60g、80kgの人なら80gというわけです。これなら覚えやすいですね。

肉や卵、魚に含まれるたんぱく質の量は、およそ次のとおりです。

・肉100gあたり……20g
・卵1個あたり……7g
・魚(あじ、たい、かんぱち) 100gあたり……20g
・魚(さけ) 100gあたり……22g
・魚(まぐろ) 100gあたり……26g

17

肉なら種類はなんでもOK？魚、卵もモリモリ食べよう

❗ 体脂肪の多い人は、ジンギスカンがおすすめ！

肉ならなんでもいいのか、とよく質問されますが、答えはイエスです。**鶏肉、牛肉、豚肉、ラム肉、シシ肉……なんでも好きなものを食べていただいてけっこうです。含まれるたんぱく質の量もほぼ同じです。**

肉にはそれぞれ、特有の優良物質が含まれています。

たとえば、鳥の胸肉に多いイミダゾールジペプチドは、疲労回復効果があることで話題になりました。

また、ラム肉に含まれるL-カルニチンには、脂肪燃焼効果があることがわかっています。体脂肪が多い人には、実はジンギスカンがおすすめなのです。

いろいろな肉を選べば、毎日の食事が楽しめますね。

体重60kgの人の場合、目標のたんぱく質60gを取るには、肉300gが必要です。**単純に考えれば、昼に150gのトンカツ、夜に150gのステーキを食べればOKです。**健康な男性なら食べられそうですね。

それは無理、という人は、朝食に卵2個を使ったベーコンエッグ、夕食に豚肉100gを使った野菜炒めではどうですか。

そのほか、チキンを使ったサラダや、サバ缶、豚汁など、あの手この手でたんぱく質を多く取るようにしてください。

おやつには、するめや、いりこ（煮干し）のほか、卵をたっぷり使ったプリンやシュークリームをどうぞ。

肉の取りすぎはよくないとか、卵はコレステロールが多い、などとは、間違っても考えないでください。

卵を毎日、10個ずつ5日間食べてもコレステロールが増えなかったという、信頼性のある実験が報告されています。それどころか、卵はたんぱく質以外にも貴重な栄養素を含む完全食品なのです。

一日に必要なたんぱく質量をどう取る？

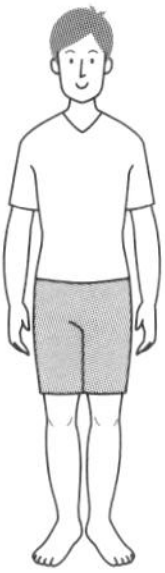

体重60kgの人に
必要なたんぱく質量 → **60g**

肉100gに含まれるたんぱく質量＝約20g
卵1個に含まれるたんぱく質量＝約7g
あじ100gに含まれるたんぱく質量＝約20g

60gのたんぱく質を取る一日のメニュー例

パターン① 魚70g+肉230g

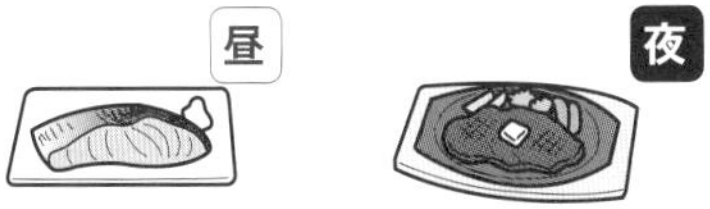

パターン② 肉230g+卵2個

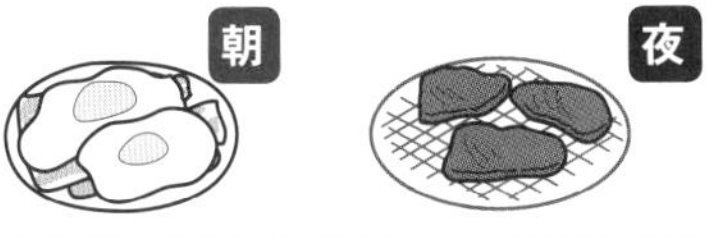

パターン③ 肉150g+卵2個+小魚（しらす）

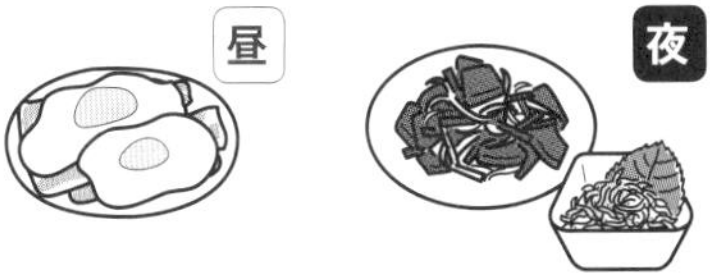

18

大航海時代の船乗りは知らなかった！血管や皮膚の生成に必須の栄養素とは？

❗ 熱に弱く、水に溶けやすいビタミンCは食べ方にコツがある

コラーゲン繊維は、免疫力の要《かなめ》である免疫細胞や皮膚、そして血管、さらには骨を作る材料でもあります。

そのコラーゲンを生成する際に、ビタミンCが化学的に関与しています。**ですから、コラーゲンの材料である動物性たんぱく質と一緒にビタミンCを取ることが重要なのです。**

15～17世紀の大航海時代に船乗りたちを悩ませた壊血病《かいけつ》は、ビタミンCの欠乏によって起こりました。壊血病は、全身の倦怠感《けんたい》や疲労感があり、さらには体の各部位からの出血も起こります。その死者数はアメリカ南北戦争で戦死した兵士の3倍にもなったとか。なぜ、そんなことになってしまったのか？　冷

食物のビタミンC含有量

赤ピーマン	170mg
黄ピーマン	150mg
キウイフルーツ（黄）	140mg
ブロッコリー	120mg
なばな（菜の花）	110mg
キウイフルーツ（緑）	69mg
いちご	62mg
ネーブル	60mg
レモン果汁	50mg
キャベツ	41mg
じゃがいも	35mg
さつまいも	29mg

（可食部100gあたり）

参考：文部科学省『日本食品標準成分表』

蔵庫のなかった時代、船乗りたちは、何カ月間も、保存食を食べて過ごさなければなりませんでした。

それゆえ、新鮮な野菜やフルーツからしか摂取できないビタミンCが不足しました。さらに、ビタミンCは水に溶けやすく、せっかく摂取しても、何日も体内に溜めておくことができず、すぐに尿と一緒に排出されてしまい、壊血病になったのです。

ビタミンCは、毎日、取る必要があるのです。

ビタミンCのもうひとつの弱点は、熱に弱いことです。加熱すると壊れてしまうため、なるべく食材は生で取ることを心がけたいものです。

ビタミンCは、いろいろな野菜やフルーツに含まれています。**ピーマンやキャベツをサラダにして、そこにレモン果汁をギュッと絞れば完璧です。**

キウイやいちごなどの**フルーツから取るなら、朝食の際がおすすめ**です。旬のおいしいフルーツを食べて、一日のスタートダッシュを決めてください。

19

腸には100兆個の細菌が棲んでいる。発酵食品と食物繊維で腸内環境を整えよう

❶ 善玉菌：悪玉菌：日和見菌は2：1：7がベスト

免疫細胞の7割は腸に存在しています。ですから、腸内環境が免疫力に及ぼす影響は大きいといえます。

腸の中には100～200種類、約100兆個もの腸内細菌が棲《す》んでいます。腸内細菌は同じ種類がまとまって棲む性質があるため、群生するお花畑のような様相を呈しています。そのため、「腸内フローラ」とも呼ばれます。

腸内細菌は大まかに、善玉菌・悪玉菌、そして状況によってどちらにも変わる日和見菌《ひよりみ》の3つに分けられます。

善玉菌が多ければ多いほどいいように思えますが、実は、善玉菌・悪玉菌・

日和見菌の割合は、2：1：7がベストとされています。

腸内細菌は人間が摂取した食べ物のカスを食べて生きており、それぞれ食の好みが違います。**ですから、バランスのいい腸内環境を維持するためには、いろいろな食材をバランスよく取ることが大切です。**

善玉菌の多くはビフィズス菌です。ヨーグルトに多く含まれることで知られていますね。

ビフィズス菌は、加齢によって減少することがわかっています。しかも食べ物から取り込んでも、数日で便として排泄されてしまうため、できれば週に3回以上ヨーグルトなどを食べて、菌そのものを補給することが大切です。

ヨーグルトのほかには、味噌や漬物、納豆、チーズなどの発酵食品の多くが腸内環境をよくすると考えられています。

また、食物繊維は善玉菌たちのエサとなり、間接的に善玉菌を増やす助けとなります。

20 糖質の吸収を遅らせる食物繊維は、いつ食べるのがいい？

❶ 海藻、きのこ、豆、根菜に食物繊維は含まれている

食物繊維には栄養素はありませんが、胃や腸の中で吸収されずにグズグズととどまる性質があります。そのため、糖質やアルコールなどの吸収を邪魔して遅らせる働きがあります。**消化・吸収は速くてスムーズなほうがいいように思えますが、それは病気などで体がよほど弱っているときだけ。健康なときは実は逆で、血管のためにはなるべくゆっくりのほうがいいのです。**

したがって、食物繊維の多いものは食事の最初に食べるのが効果的です。海藻の酢の物や枝豆、ミニサラダ、きのこの炒めものなどをつまむといいでしょう。糖質の多いご飯と一緒に納豆を食べるのは、理にかなっています。

52ページで紹介した高カカオ・チョコレートも、食物繊維たっぷりです。

食物繊維は急激な血糖値の上昇を防ぐ

健康な人が食事の最初に食物繊維を多く取った場合

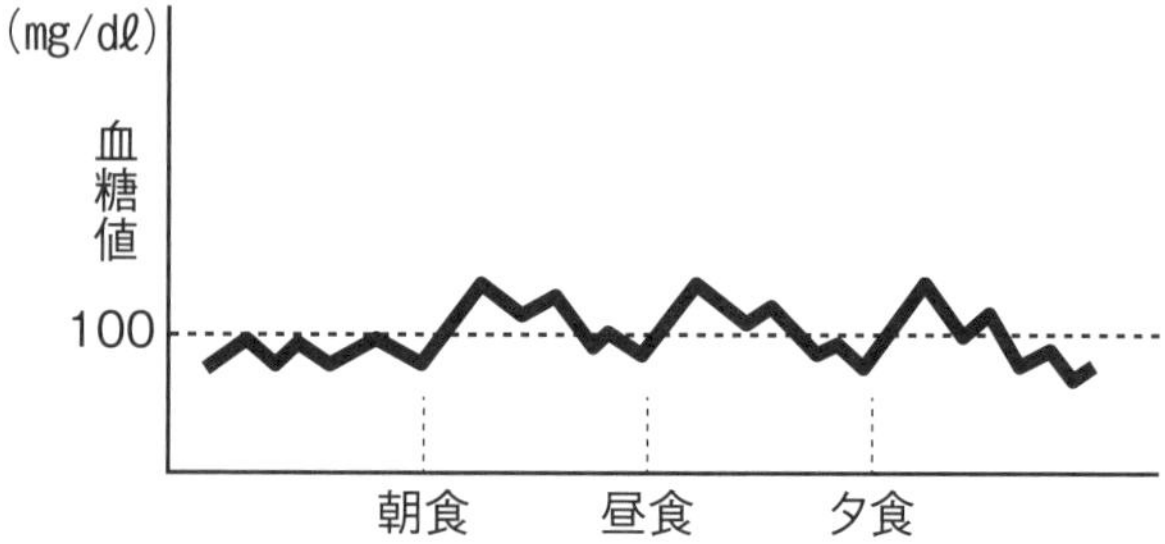

血糖値スパイク

(84ページ参照)

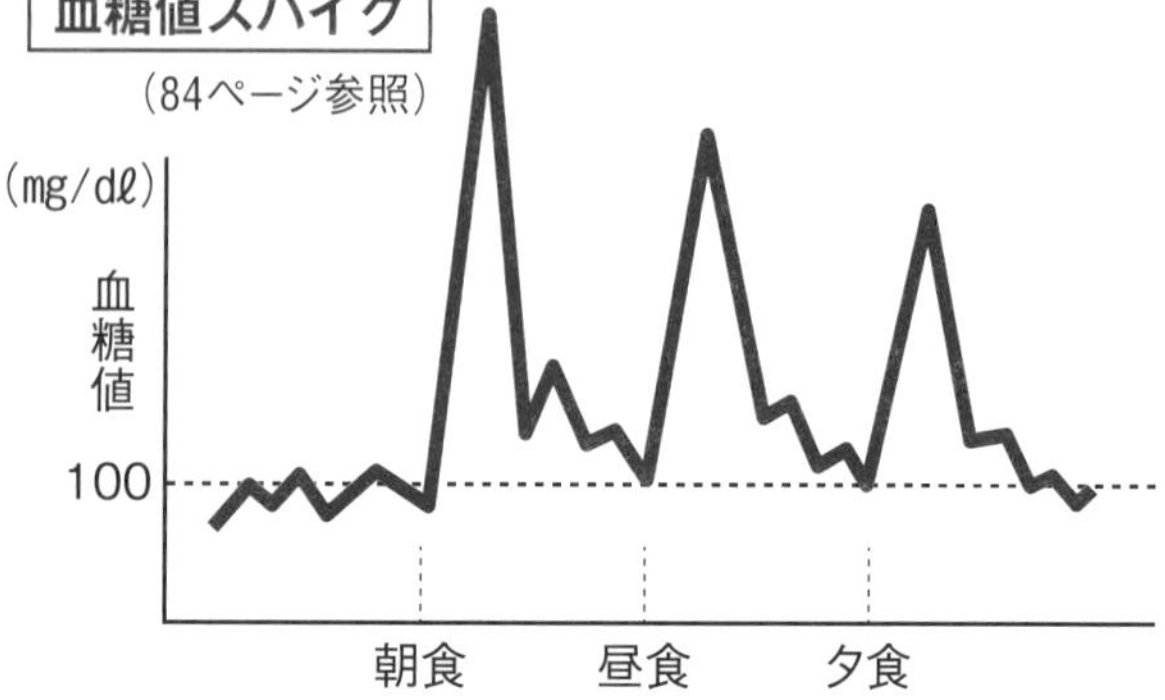

血糖値が短時間に急上昇して下降するグラフの形が、スパイクのピンに似ていることから名づけられた。

21

適量のお酒は〝百薬の長〟。毎日のビールは何㎖までOK？

❶タバコは血管老化の一番の原因。今すぐ、やめよう！

健康のためには、酒もタバコもダメだろうな――こう悲観的になっている人もいるかもしれませんね。

しかし、酒とタバコは、その評価の明暗がくっきりと分かれています。

赤ワインの効能についてはすでに説明しましたが（50ページ参照）、赤ワインのほか適度なアルコール摂取は、健康効果があることが証明されています。

もっともよく知られているのが「Ｊカーブ」と呼ばれる曲線です。アルファベットのＪの形のように、非飲酒者や大量飲酒者より、ほどほどに少量飲酒する人のほうが死亡率が下がることを示す、グラフ曲線のことをいいます。

日本でも大規模なコホート研究が行われています。コホート研究とは、病気の原因と発症の関連を調べるために、2つの集団を比較する研究のこと。

この事例でいえば、お酒を飲むグループと飲まないグループの比較です。40〜79歳の約11万人を9年から11年にわたって追跡した調査では、**男女とも一日の平均飲酒量が適量であれば、お酒を飲まないグループより死亡リスクが低いことが確認されました**。これは、お酒好きにはまたとないデータですね。

しかし、くれぐれも気をつけてほしいのは、適量を超えると逆にリスクが急上昇する点です。特に女性の曲線は跳ね上がり続けます。これは、女性のほうがアルコールを分解する肝臓が小さいためだと考えられています。

では、適量とはどれくらいの量でしょうか。

もっとも健康的なのは、一日のアルコール摂取量が20g（男性）のときでした。20gはビールでいえば500㎖、日本酒1合、ワイン180㎖です。

少ないと思うかもしれませんが、これで生涯健康で、お酒を飲み続けられると思えば、納得ではないでしょうか。一方、タバコは血管が収縮して硬くなり、がんのリスクも高まるので、**今すぐやめるのが賢明です。**

一日の平均アルコール消費量と死亡率の関係

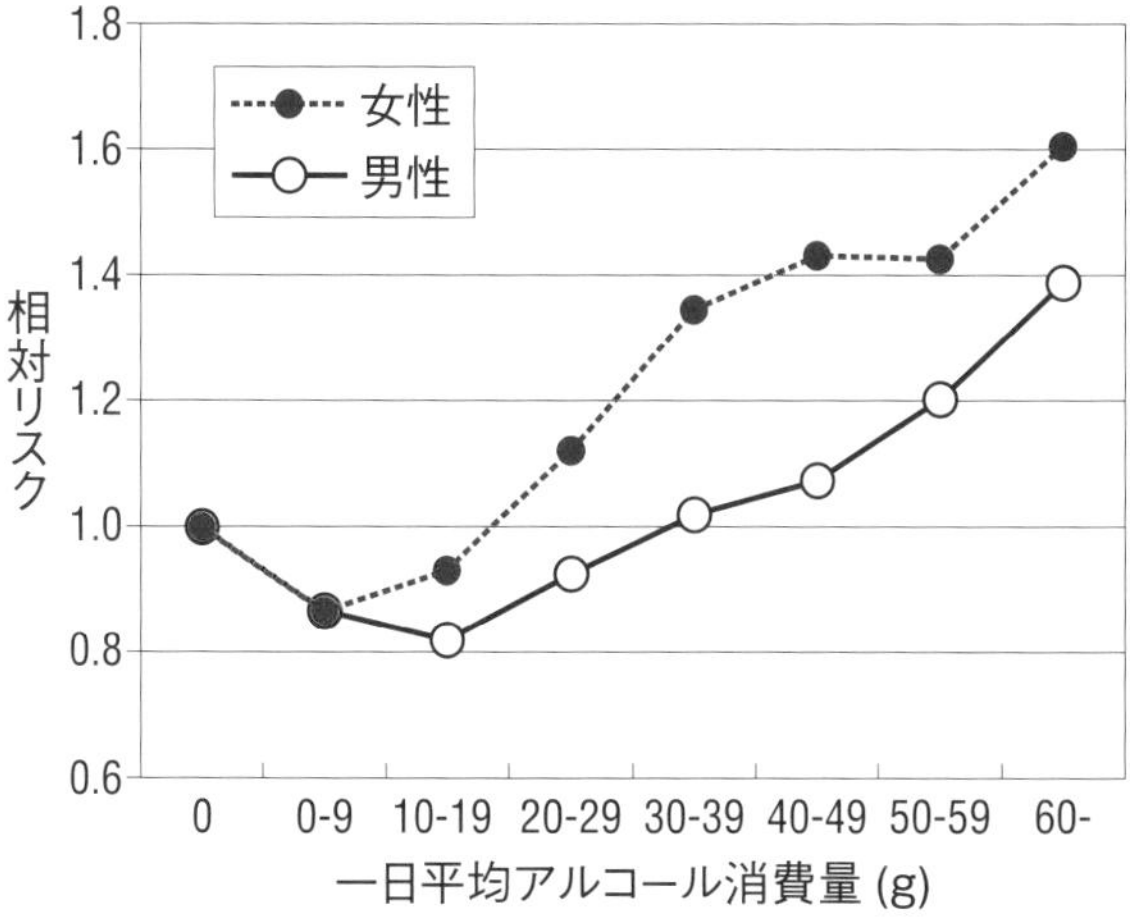

まったく飲まない人より、少し飲む人のほうが死亡率が低く、グラフの形がアルファベットのＪの形になっている。女性では一日約20ｇ、男性では30ｇまでのアルコールを摂取する人の死亡率が低い。アルコール20ｇはビール500mℓに相当する。

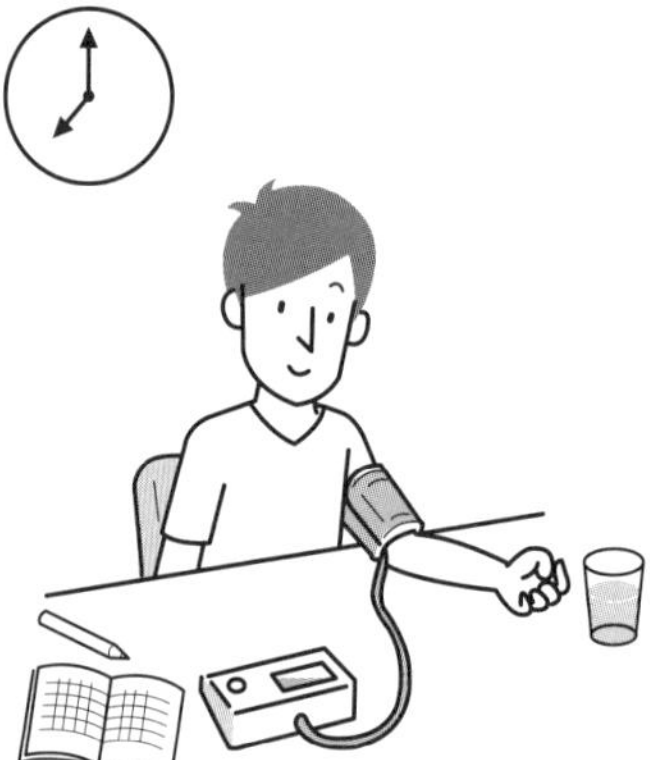

第3章

さじ加減ひとつで善にも悪にもなる!「塩」と「糖」に気をつけよう

22

塩分多めの食事は高血圧を招く。でも、どのくらい減らせばいいの？

❗外食やコンビニ弁当は、濃い味が当たり前なのをお忘れなく

塩分と血圧も、深い関係にあります。

なぜ、塩分を取りすぎると血圧が高くなるのか、その仕組みを解説しましょう。

体調を整えるいろいろな成分やホルモンは、血液の流れに乗って全身に届けられます。

成分やホルモンは、体内の一定の塩分濃度のもとで正しく働くようにできています。ですから、塩分を取りすぎて血中塩分濃度が上がれば、体は尿とともに塩分を排泄しようとします。ですが、それでも追いつかない場合や腎臓が弱っていたりしてうまく排泄できない場合、体はしかたなく血管内の水分量を増やして、血中塩分濃度を下げようとします。塩味の強いものを食べると喉が渇

くのはそのせいです。

そうやって水分を吸収すると、血液の量が増えます。すると、ホースの中を流れる水の量が増えればパンパンに水圧が高くなるのと同じ理屈で、血圧が上昇するのです。

これが、いわゆる「パンパン型」と呼ばれる高血圧です。

対処法としては塩分摂取量を減らすこと、そして塩分を排出するカリウムを多く含む食材を食べることです。また、ナトリウム分が高い精製塩を避け、ミネラルを多く含む天然塩に変えれば、ラクをして塩分摂取量を減らせます。

日本人は魚や肉を塩漬けにし、醤油や味噌を日常的に取ってきました。昭和30年代まで脳出血で亡くなる人が多かったのは、塩分摂取量が多かったためだと考えられています。

その後、食生活が西洋化して、一日に摂取する塩分量は減っていき、現在は一日11～14gで推移していますが、ヨーロッパ諸国の5～6g、アメリカの8～10gと比べると、まだまだ多い状態です。

厚生労働省は一日の塩分摂取量の基準値を、男性7・5g、女性6・5g、高血圧や慢性腎臓病の人は6g未満としています。

しかし、これも糖質と同じで、自分が何グラムの塩を摂取しているかわかりづらいのが難点です。そこで食事のときは、絶えず「少しでも塩分を減らそう」という意識を持つことが大切です。特に外食やコンビニのお弁当は、食が進むよう、あるいは傷まないように濃いめの味つけをしています。なるべく薄味を選んでください。

もうひとつ、「ギュウギュウ型」と呼ばれる高血圧は、自律神経の乱れや加齢による動脈硬化により、血管そのものが縮んで広がらなくなり、血圧が高くなるものです。

これは、早いうちならば回復させることができます。その鍵となるのが運動です。運動によって体内にNO（一酸化窒素）という物質を出すことが有効なのです。詳しくは、132ページで解説しています。

高血圧には「パンパン型」と「ギュウギュウ型」の2種類がある

パンパン型

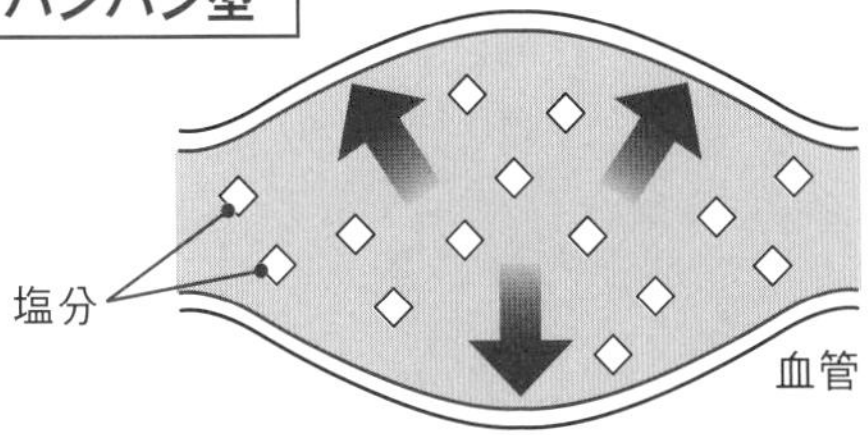

上昇した血液中の塩分濃度を薄めるために細胞の水分が血管内に浸透。血液量が増え、血管内の圧力が高まる。解決するには塩分摂取量を減らそう。

ギュウギュウ型

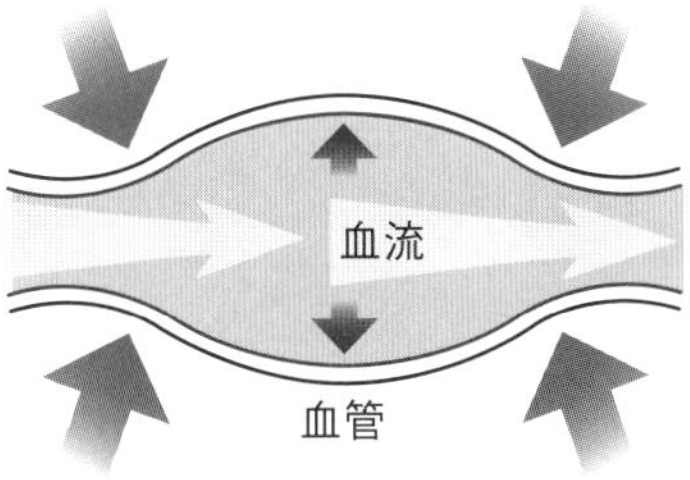

動脈硬化や自律神経の乱れ、姿勢の悪さなどによって血管が外から締めつけられて狭くなり、血管内の圧力が高まる。解決するには運動をしてNOの産生を増やそう。

23

やってみた！　味の濃いラーメンを食べたら血圧が23㎜Hgも上昇！

❶ 家庭血圧計を使って、いろいろな実験をしてみよう

塩分による血圧への影響が実際にどれくらいあるのか、知りたいですよね？

そこで、興味深い実験をしてみました。

実験に協力してくれたのは、糖尿病の治療を受けている編集スタッフのNさん（66歳）です。実験はラーメン好きのNさんに、濃いめの味つけの家系《いえけい》ラーメンをスープまで一滴残さず完食してもらい、その前後で血圧を測定する、という内容です。

すると、食前の血圧が132㎜Hgだったのに対し、30分後には143㎜Hgになり、1時間30分後に155㎜Hgと最高値をつけました。実に23㎜Hgも上がったのです。

ちなみに、一緒にラーメンを食べた健康自慢のMさん（60歳）は、血圧の上昇がほとんどありませんでした。血管が硬くなっている人ほど、数値の上昇が大きいことを確認できました。

また、別の日に、Nさんに160gのステーキを食べてもらう実験もしましたが、ステーキでは血圧はまったく上がりませんでした。**ラーメンで上昇したのは、塩分と糖質が原因だったことは明らかです。**

このように、家庭血圧計を使えば、同様の方法でいろいろな血圧データを取ることができます。

味が濃い味噌汁を飲めば、すぐに血圧の上昇が確認できるはずです。逆にお酒をちょこっと飲めば、血管が広がって血圧が下がるはずです。**また、仕事の緊張が続いているときや、家に帰ってリラックスしたときなどに測れば、ストレスが血圧に与える影響も知ることができるでしょう。**

24

フルーツの盲点。スキュンと上がる「血糖値スパイク」に注意

❶空きっ腹に甘い物は高リスク。デザートは「食後」が正しい！

第1章で解説したとおり、血管を老化させる一番の原因は高い血糖値です。

血糖値と血圧を低く抑えることが、最重要課題です。

では、何が血糖値を上げるのでしょうか。

答えは簡単です。

スナック菓子、清涼飲料水、フルーツ、そして炭水化物といった、糖質が多い食事です。このうち、清涼飲料水や炭水化物に含まれる糖質については、多くの人が気をつけるようになってきましたが、要注意なのは、フルーツです。

フルーツは健康的なイメージがあるため、知らぬ間に食べすぎたり、食べ方を間違ったりして、血管を傷つけてしまうことがあるからです。

ですから、食べるタイミングは「フルーツは朝食の際がおすすめ」と、68ページでお伝えしたのにも意味があります。

フルーツの甘味成分である果糖やブドウ糖は単純な分子構造のため、ほかの糖質より素早く体内に吸収されるという特徴があるのです。そのため、血糖値を一気に引き上げるデメリットがあります。

テニスやロードバイクの選手が試合中にバナナを食べるのは、急速にエネルギーを補給する必要があるためです。このようにエネルギーを必要としているときに食べるのはいいのですが、**たとえば、夜寝る前にフルーツを食べると、就寝中に血糖値が急上昇するという悪い状況が起こります**。寝ている間はエネルギーをあまり消費しないため、特に血糖値が上がりやすいのです。

また、空腹時にいきなり糖分の高いフルーツの代表であるバナナやブドウを食べれば、瞬間的に血糖値が異常値まで跳ね上がり、また急激に下がる「スパイク現象」を起こしかねません(72ページ下グラフ参照)。その点、朝食のあとは活動が盛んになるため、摂取した糖質を速やかに消費できるからいいのです。

25

子供の糖尿病、肥満が急増。スナック菓子と清涼飲料水が元凶

！タバコ税同様に欧米で導入されたポテチ税、ソーダ税！

糖質といってすぐに思い浮かぶのは、スイーツでしょう。実際にスイーツを作っているところを見ると、「こんなに大量に砂糖を使うの⁉」とびっくりするほどですから、**空腹時にケーキを食べれば、血糖値スパイク間違いなしです。**

スナック菓子は、かなり悪質です。よく原材料となるポテト類は、甘くはなくても栄養素的には糖質のカタマリです。それをさらに砂糖で甘くしたり、塩でしょっぱくしたりして、あとを引く味にするわけですから、血管は拷問にかけられたような状態になります。

そこに追い討ちをかけるのが、清涼飲料水です。

清涼飲料水の甘さは、人工的に作られた果糖によるものです。この安価に製

造できる甘味成分は、血糖値は上げませんが、中性脂肪を増やし、肥満になります。

悲しいことに、子供たちの糖尿病、肥満が増えています。お店に行けば、スナック菓子と清涼飲料水は簡単に手に入ります。そして、ゲームに夢中になり、運動量は減っています。将来、子供たちの血管がどうなっていくのか、本当に心配です。

ハンガリーでは、成人の4人に1人が肥満なのだそうです。政府はこれを憂慮し、糖分や塩分が高い菓子と清涼飲料水に5～20％の高い税金をかけています。通称、「ポテチ税」と呼ばれています。

また、アメリカでは清涼飲料水に「ソーダ税」をかけています。**つまり、高い税金をかけているタバコと同様に、菓子類や清涼飲料水も、深刻な健康への被害を起こしかねないということです。**子供の糖尿病や肥満が増え続けるようなら、日本でも同様の税が導入されるかもしれません。

26

みんな知らずに理想の分量を2割以上もオーバーしている!

❗ ご飯1膳55g、丼ものは103g!

フルーツやスナック菓子について述べてきましたが、菓子類をあまり食べない中高年の血糖値を上げる最大の要因は何かといえば、毎日の主食です。具体的にいえば、ご飯、麺類、パン類、ピザなど穀物から作った食べ物です。

「いや、私はそれほど食べてないよ」という人もいるかもしれませんが、たとえば、**日本人の成人男性はどの年代でも一日300g程度、摂取しています。これは理想の値（日本人全体の平均摂取量）240gを大幅に超えています。**

では、実際の食事でどれくらいの糖質を摂取しているのか、簡単に整理してみましょう。

基本となるご飯は、1膳で、約55gの糖質を含んでいます。もし、一日3食、

日本人男性の糖質摂取量

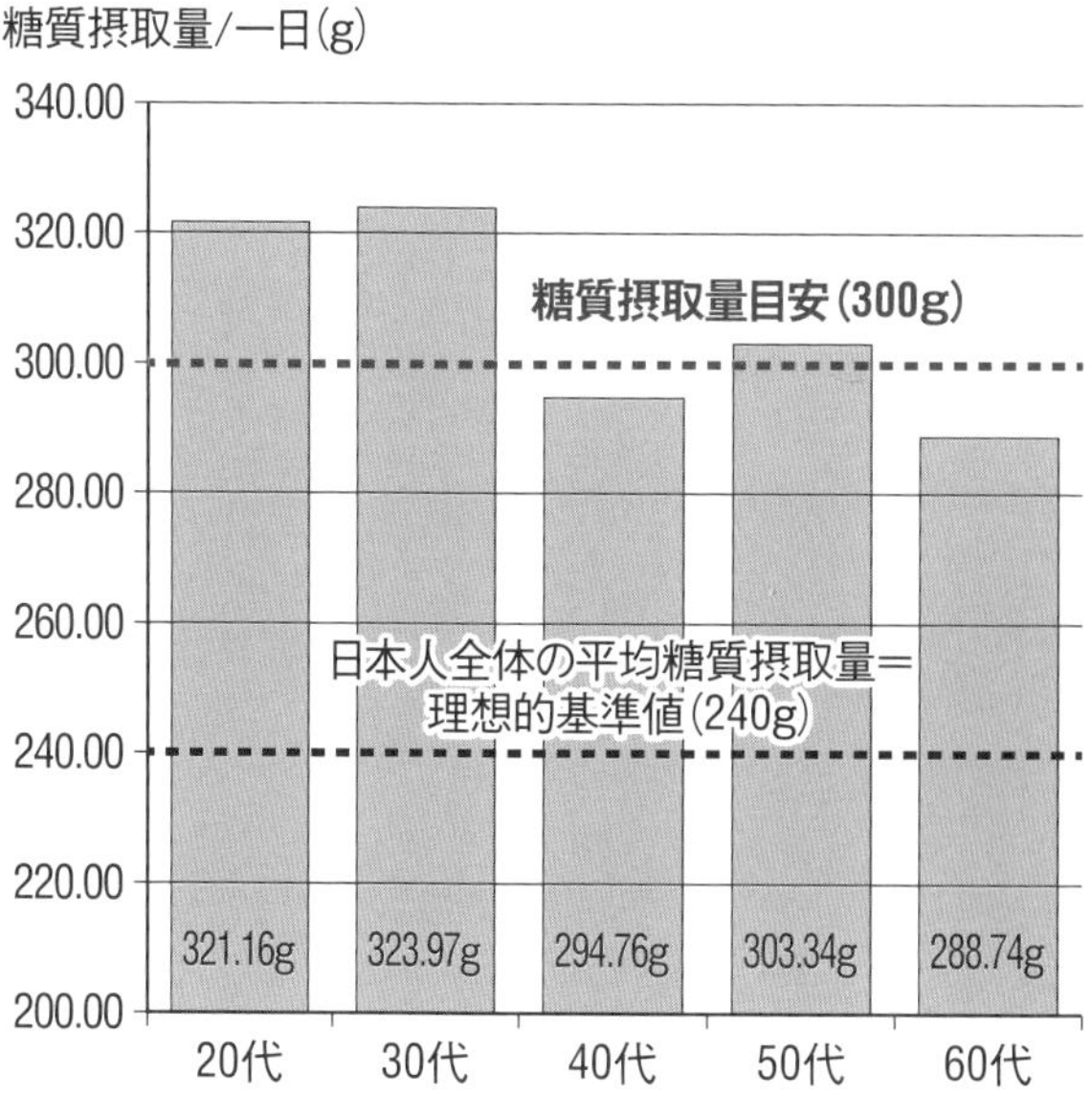

出典:厚生労働省「国民健康・栄養調査」

すでに血圧や血糖値に異常が出始めている人は、健康的な人の摂取目安量より、日々の摂取量を減らすことが大事。かといって、完全にゼロにしてしまうと、逆に健康によくないので、まずは240ｇを目指そう。

ご飯を1膳ずつ食べれば、それだけで165gの糖質を取ることになります。丼ものは、1杯で糖質が103gもあります。

同様にラーメン1杯は約65gですから、ラーメン・ライスを食べると120gとなります。

そのほかに、いも類などの根菜、豆類、かぼちゃ、フルーツ、スイーツなど、さまざまな食品に糖質は含まれています。それらを足していくと、いつの間にか300gになっているのです。

意外なところでは、ポテトサラダ1人前（90g）には10gほど糖質が含まれます。居酒屋の定番メニューですが、なるべく避けたほうが賢明です。

ポテトサラダを食パンで挟んだサンドイッチは健康そうなイメージですが、糖質量が55gと、ご飯1膳分とほぼ同じ。

お米もいも類も食物繊維が多く優れた食品です。これらは食べるなということではなく、一日の総量を取りすぎないように気をつけましょう、ということです。

27

食べる順序を変えるだけで血糖値はみるみる下がる！

❗ いったん糖質が減ると、体が慣れてくる

血管の健康を守るには、糖質の摂取量を減らすこと、つまり糖質オフが大きな課題といえますが、糖質を一切食べないような極端な糖質制限ダイエットはNGです。糖質はなんといっても、人間が活動するための重要なエネルギー源です。糖質が足りないと疲れやすくなるばかりか、思考力も衰え、内臓の動きも悪くなってしまいます。何ごともほどほどがベストなのです。

おすすめは、全体の糖質摂取量のうちの1割くらいを目標に、糖質を減らす意識を持つことです。

まずは、ビタミンやミネラルが少なく、糖質だけが極端に多いスイーツ類や甘味のついたドリンク類からセーブしていきましょう。スイーツ類を減らし、

ドリンクを無糖にすることで血糖値や血圧が正常に戻っていけば、主食まで減らす必要はありません。

スイーツ類と甘いドリンク類を減らしてもまだ、下がり具合が少ないようなら、次はフルーツです。フルーツを減らしても、それでもまだ下がりが甘ければ、たとえば、ご飯の盛りを少なめにする、ラーメンなどの麺類の頻度を減らす、いもや根菜を少し減らす――など主食類に着手します。

肝心なのは、我慢しすぎないこと。できる範囲で調整していれば、自然と糖質は減っていきます。一度、糖質を減らすことに成功すると、体が慣れて過剰には糖質を欲しなくなります。そうなれば目標の240gも達成間近！

食事の際の、食べる順序も意識しましょう。お腹が空いていると、どうしてもご飯から食べたくなります。空きっ腹にご飯を放り込むと、血糖値が急上昇！

同じ量を食べるにしても、野菜やきのこなど食物繊維が多いものを先に食べ、あとからご飯を食べれば、我慢をすることなく、ラクラク血糖値を抑えることができます。

第4章

歯周病菌も血管を老けさせる。こまめなオーラルケアを！

28

口の中の歯周病菌が血糖値を上げている!? 菌がいる人が8割

❗ 食べ物と一緒に飲み込んだ菌が腸内環境をかき乱す

人間の口は外の世界と接している、体内へのメインゲートともいえます。細菌やウイルスが侵入するのも、ほとんどが口からです。

雑菌が侵入しやすい口の中には、常時700種以上、約1000億個もの細菌が棲んでいます。その多くは虫歯菌や歯周病菌など、歯を蝕《むしば》む悪い菌です。

ところが、これらの菌は歯ばかりでなく、体内の血管の老化にも関係していることがわかってきたのです。

もっとも危険度が高いのが、歯周病菌です。

歯周病菌は空気が嫌いなため、歯と歯茎《はぐき》の間にポケットという溝を掘って奥深く潜り込もうとします。そのときに血管が傷つき出血が起こります。ですから、歯茎から出血があったら歯周病の可能性が高いといえます。

また、歯周病菌は破れた血管から体内に侵入して体中の血管を巡ります。**そして血液中の糖質をコントロールするインスリンの働きを阻害します。その結果、血糖値が高くなり、血管がダメージを受けるというわけです。**

多くの人は「歯茎の出血はないから大丈夫」と考えがちですが、成人の約8割は程度の差こそあれ、歯周病にかかっていることがわかっています。つまり、ほとんどの人は口の中に歯周病菌という爆弾を抱えていることになります。

しかも、これまではツバや食べ物と一緒に飲み下される歯周病菌は、胃液で死ぬと考えられていましたが、一部は生き残って腸まで届いていることもわかってきました。

腸に届いた歯周病菌は腸内環境を乱し、さまざまな体調悪化の原因となります。さらに腸から栄養素と一緒に血管に入り込み、このルートからも体内で悪さをするのです。歯周病菌という名前に油断して放置してはいけないのです。

29

歯周病の治療をしたら、糖尿病が治った！

❗口の中をきれいにしておけば、糖尿病は防げる

歯周病菌と糖尿病の関係について、実際の実験を参考に検討してみましょう。実験を行ったのは、東京医科歯科大学です。医科と歯科が連携して、糖尿病と歯周病の両方を持つ患者に協力を依頼しました。

そして、患者を2つのグループに分け、Aグループには従来通りの糖尿病の治療を行いつつ、歯周病の治療を重点的に施しました。もうひとつのBグループには糖尿病の治療を徹底的に行い、歯周病に関しては何も治療をしませんでした。

すると、Aグループの患者のヘモグロビンA1cの値が、6カ月後にかなり

負のスパイラルを止めよう!

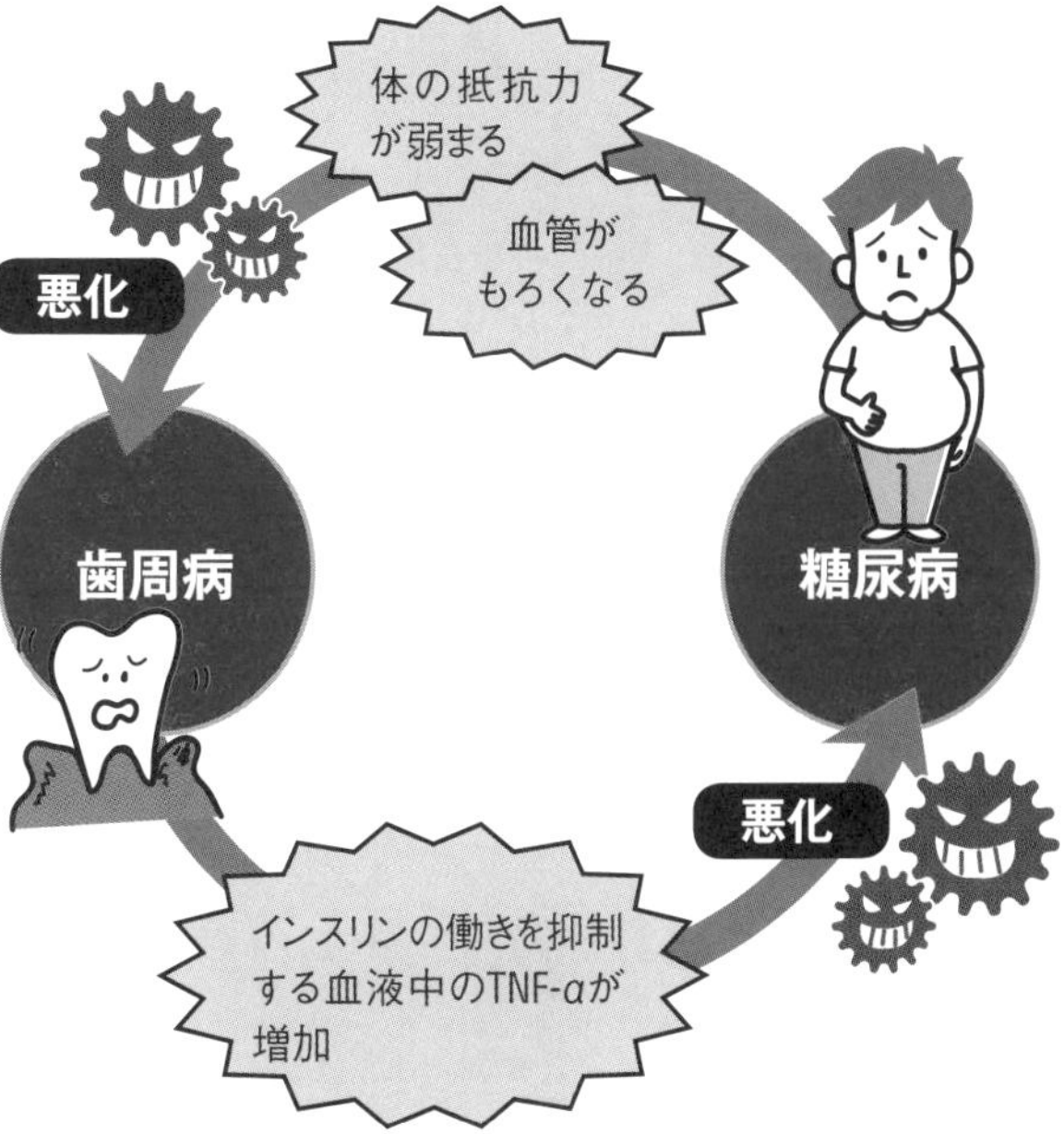

TNF-αとは、腫瘍壊死因子《しゅようえし》とも呼ばれるサイトカイン（主に免疫系細胞から分泌されるたんぱく質）のひとつ。免疫機能が正常な人では、体内で細菌やウイルスなどによる感染を防いだり、腫瘍細胞が発生した場合に排除したりする働きをする。

改善したのです。ヘモグロビンA1cとは、血液中の糖質が赤血球内のタンパク質、ヘモグロビンと結合する割合を示す数値で、糖尿病の重症度を表します。

つまり、歯周病の治療をしたら、糖尿病が改善したというわけです。

また、Bグループでは、糖尿病が改善した人は、歯周病の治療を一切しなかったにもかかわらず、歯周病の炎症がよくなっていたというのです。

この実験によって、糖尿病と歯周病に明らかな因果関係があることがわかりました。

いくら糖尿病の治療をしていても、歯周病を放置していたのでは改善は期待できないことになります。

さらに、口の中の状態をきれいにしておけば、糖尿病のリスクを下げられることもわかりました。

30

認知症にも歯周病菌が関与していた！歯磨きをして脳を守ろう

❗2050年には、認知症患者が1000万人！

認知症は脳の血流が悪くなり、アミロイドβという悪いたんぱく質が脳内の神経細胞に溜まることで発症します。

血糖値が高くなると血液がベタベタして血流が悪化するため、糖尿病と認知症との間に因果関係があることは研究されてきました。実際の調査でも、糖尿病患者の認知症発症率は高いことがわかっています。

さらに、歯周病と糖尿病は関係が深いわけですから、歯周病と認知症も関係があるのではないか、と予想されてきました。

九州大学大学院歯学研究院の武洲《たけひろ》准教授らのグループの実験は、別の観点から歯周病と認知症の関係を実証したとして注目を集めています。

実験では、歯周病原因菌のジンジバリス菌を中年のマウスに3週間続けて投与しました。すると、脳血管内皮細胞においてアミロイドβが増え、記憶障害が誘発されることを発見したのです。

この研究は、**体内に侵入した歯周病菌が、直接的にアルツハイマー型認知症を引き起こす**ことを示しています。

認知症にはいくつかの種類がありますが、**日本人の場合、アルツハイマー型が約60%を占めています。**

次に多いのが脳血管性認知症で、同じく約20%を占めます。これは脳梗塞や脳出血の後遺症と考えられ、明らかに血管の老化が原因です。

脳の細い血管の小さい詰まりは、脳梗塞の自覚はなくても次第に認知機能が低下していきます。脳卒中発症後の後遺症以外でも見られます。

神経細胞は脳血管から栄養素を受け取り、元気に活動していますが、脳血管の血流が悪くなると十分な栄養素が受け取れなくなり、神経細胞は死んでいきます。そして、脳は委縮し、認知症になるのです。

アミロイドβが蓄積すると……

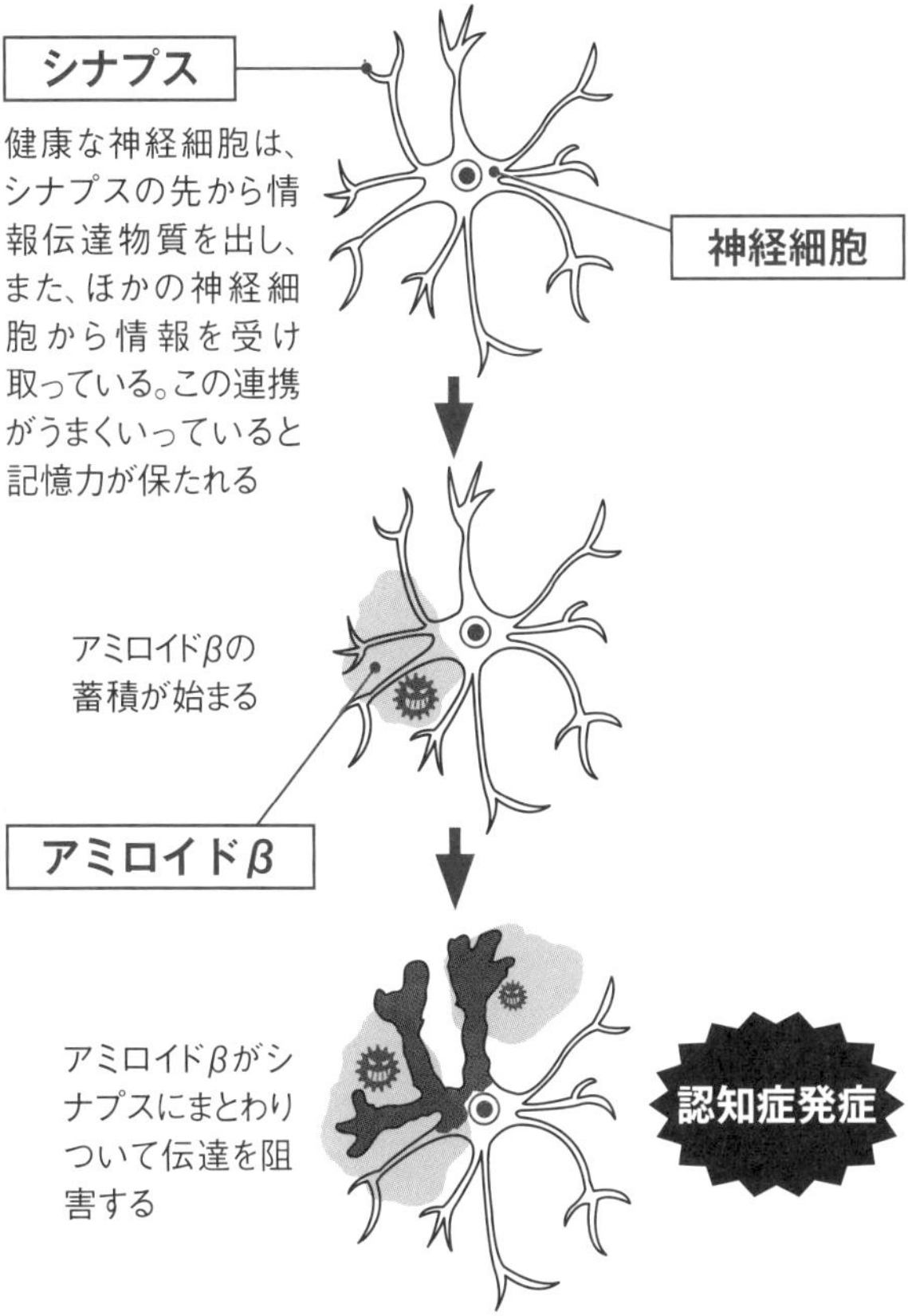
シナプス
健康な神経細胞は、シナプスの先から情報伝達物質を出し、また、ほかの神経細胞から情報を受け取っている。この連携がうまくいっていると記憶力が保たれる
神経細胞
アミロイドβの蓄積が始まる
アミロイドβ
アミロイドβがシナプスにまとわりついて伝達を阻害する
認知症発症

31

生存率の低い食道がん。歯周病菌が食道の壁で炎症を起こす

❗ 誤嚥性肺炎は、誤って気管に入る歯周病菌が原因

糖尿病と認知症以外にも、歯周病との関係がクローズアップされている病気があります。

それは、がんです。

中でも、食道がんと胃がんは深く関与しているといわれ、海外の研究では、**歯周病のある人は、食道がんのリスクが43%、胃がんのリスクが52%高い**と報告されています。

その原因として考えられるのは、食べ物やツバと一緒に飲み下された歯周病菌が食道や胃にこびりつき、細胞組織で引き起こす炎症です。

95ページで解説したように、ほとんどの歯周病菌は胃液で死にますが、胃に

到達する前段階の食道で、まだ元気な歯周病菌が悪さをすることは容易に想像できます。

食道の壁は薄いため、いったん、がん細胞が繁殖すると進行が速いという特徴があります。そのため、発見しても手遅れになりやすい怖いがんです。5年生存率が44％と低くなっています。

また、日本人の死亡原因の6位は誤嚥《ごえん》性肺炎です。そのほとんどは、高齢者だと考えられます。

誤嚥とは、食べ物や飲み物を飲み込むときに、誤って気管に入ってしまうことをいいます。誰でも、ときどき食べ物が気管に入ってむせることがありますが、あれです。

なぜ、誤嚥した食べ物が肺炎を発症するのかといえば、一緒に侵入する歯周病菌が原因なのです。誤嚥しないように口の回りの筋肉を強くすることも大事ですが、まずは口腔《こうくう》内の衛生が最重要です。

32

床屋に行くように、定期的に歯医者へ。「デンタルIQ」を高めて口内を衛生的に

❶ 1㎎のプラークに10億個の細菌！

歯周病菌を減らすためには、口腔内の衛生が一番大切です。

最近は、朝と夜だけでなく、昼食後も歯磨きをすることは常識となりました。これはとてもいいことだと思います。

歯周病菌が増える原因は、ブラッシングで取れなかった磨き残しです。これを「プラーク」、または「歯垢《しこう》」と呼びます。

1㎎のプラークには、なんと約10億もの細菌が棲み着いています。

最初は白くネバネバして軟らかいプラークですが、48時間後にはバイオプラークという薄い膜を作って増殖力を増し始めます。そして、約2週間経つと口の中のカルシウムと結合して石灰化し、簡単には取れなくなってしまいます。

これが歯石です。歯石の中には細かい穴がたくさん開いており、細菌の絶好の棲み処《か》となります。まるで丈夫な鉄筋のマンションのような状態です。歯石がこびりつくと、歯周病のリスクがぐんと高まりますので、そうならないためにも、正しいブラッシングはもちろん、歯科衛生士によるプロのケアで常に口の中をきれいにしておくことが大切です。

定期的に歯科医に行って、歯の状態を診《み》てもらうことをおすすめします。日本では、歯が痛くなったから歯医者に行く、という人がほとんどです。**ところが、北欧諸国では床屋に行くように、虫歯になる前に定期的に歯科医に行くのだそうです。**それだけ歯に対する意識が高いといえます。

定期的に歯医者に通い、溜まりかけている歯石をきれいに取り除いてもらえば、口腔内の衛生は保たれるでしょう。

口腔内の衛生に関する意識を「デンタルＩＱ」といいます。血管の健康のためにも、デンタルＩＱを高くするよう心がけましょう。

33

歯周ポケットに45度でブラシを当てて細かく震わせる「バス法」がおすすめ

❗ 85%以上のプラークを取り除くにはデンタルフロスが有効

いくら一日に3回以上、歯を磨いても、正しいブラッシングができていなければ汚れを取り除けず、意味がありません。

よくある間違いは、歯の前面を左右に擦《こす》る方法です。歯周病菌や虫歯菌が潜んでいるのは、歯と歯茎の間のポケットの中です。このポケットに45度でブラシの先端を当て、菌を掻《か》き出すように震わせるのがおすすめです。

この方法を「バス法」と呼びます。**歯を1本ずつ磨くことを心がけて、1カ所につき20回ずつ震わせます。ちょっと根気が必要ですが、頑張ってください。**

鉛筆を持つときのように握る「ペングリップ」で、歯ブラシの柄《え》を持ちます。力を入れすぎると歯茎を傷つけるので、柔らかいタッチを心がけてください。

歯ブラシの持ち方

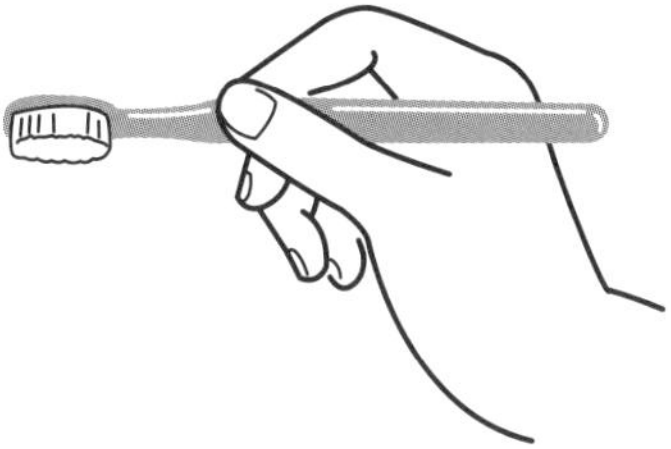

鉛筆を持つときと同じ「ペングリップ」で持つ

「バス法」（45 度）

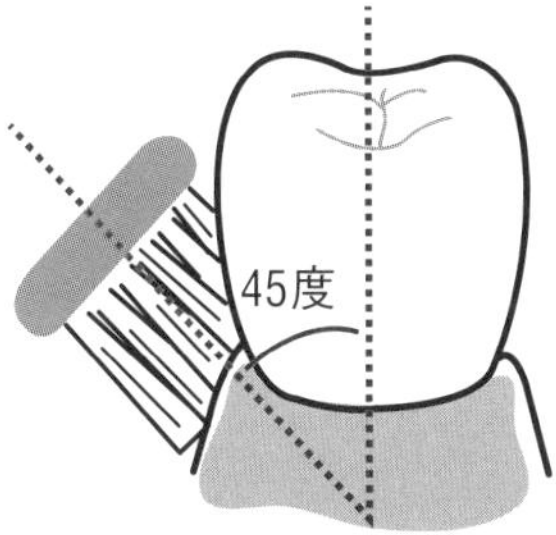

歯ブラシを斜め45度で当て、歯周ポケットの中の汚れを掻き出す

歯医者さんは、「5分間、磨いてください」と言います。**5分は長い、と感じる人には、お風呂に入ったときに磨くことをおすすめします。**湯船に浸《つ》かりながら、のんびりと歯ブラシを動かせば、5分くらいはあっという間でしょう。

しかし、正しく磨いたとしても、歯ブラシによるプラークの除去率はわずか58%でしかない、という研究が報告されています。**プラークを85%以上、除去するためには、デンタルフロスや歯間ブラシを使う必要があります。**毎日は無理にしても、週に1、2回は大掃除をしましょう。

歯ブラシは、ヘッド部が小さめで柄がまっすぐなものが使いやすいようです。毛先は硬いほうがきれいになるような気がしますが、歯茎には負担になるので「普通」がいいでしょう。

歯周ポケット用に毛先の細いタイプ、表面にこびりついたしつこいプラーク用に毛先の平らな硬めタイプなど、朝・昼・晩と違うタイプのものを使えば、歯に当たる部分も変わって磨き残しも減ります。

34 だ液は、地味だけど超重要。ドライマウスや口呼吸でブワッと細菌が繁殖する

❗ だ液腺マッサージでしっかりと分泌させよう！

だ液はあまり顧《かえり》みられない存在ですが、口腔衛生において重要な役割を果たしています。その働きを整理してみましょう。

◎抗菌作用

だ液に含まれる抗菌作用の強いリゾチームが、虫歯や歯周病、感染症などから体を守ります。

◎粘膜の修復や保護作用

熱や刺激物から口中や喉が傷つくのを防ぎ、また、傷ついた粘膜を修復する働きがあります。もしもだ液が出なければ、口中は口内炎だらけになり、食べ

ることが苦痛になってしまうでしょう。

◎免疫作用

だ液には、体内に入った異物を排除する免疫グロブリンが含まれています。

◎洗浄作用

食べカスなどを掃除して、口の中をきれいに保ち、口臭を防いでくれます。

◎消化作用

デンプンを糖に変えるアミラーゼという消化酵素を含んでいます。「よく噛んで食べましょう」というのは、単に食べ物を細かく砕くだけではなく、だ液をよく分泌させて消化を助けましょう、という意味もあります。

◎嚥下を助ける

ものを飲み込むことを嚥下《えんげ》といいます。パサパサしたものを湿らせて包み込み、嚥下をスムーズにします。お年寄りには特に重要です。

◎再石灰化作用

食べ物の酸で、溶けたり傷ついたりした歯のエナメル質を修復します。

だ液腺マッサージ

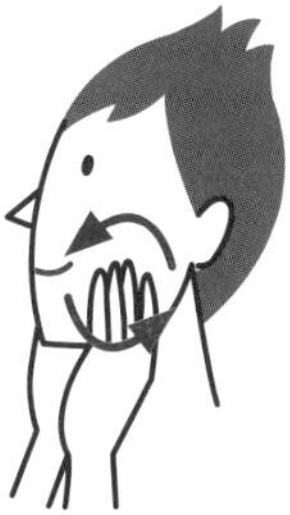

耳下腺《じかせん》

4本の指で上の奥歯のあたりをぐるぐるほぐす

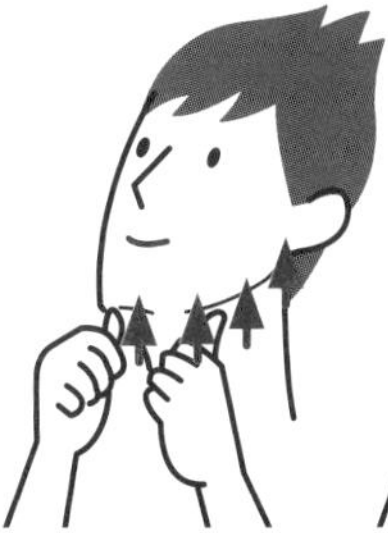

顎下腺《がくかせん》

耳の下から顎《あご》の先まで押す

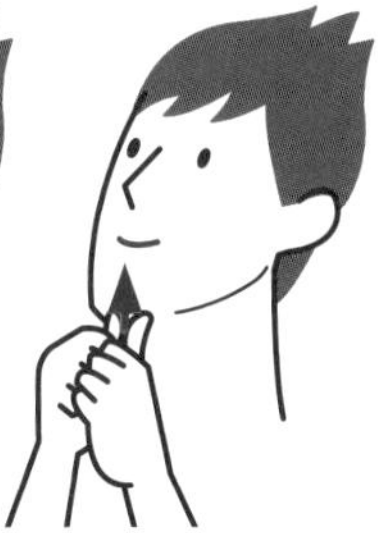

舌下腺《ぜっかせん》

顎の下を親指で押し上げる

主なだ液腺は、3カ所ある。高齢になったり、しゃべることが減ったりすると、だ液は出にくくなる。

日頃から鼻呼吸で口中を乾燥させないようにしつつ、上記の3カ所をやさしくマッサージして、たっぷりだ液を出そう。

毎日、朝と夜にやろう。

◎緩衝《かんしょう》作用

口中を中性に保つ作用です。口中が酸性に傾いていると、歯が溶けてしまいます。それを中和して歯を守ります。

◎味を伝える

味は、舌にある味蕾《みらい》という突起で感じます。味の成分を味蕾に届けるのが、だ液です。だ液がなければ、食べ物のおいしさを感じることができません。

いかがですか。だ液がこれほど重要な働きをしているとは、ちょっと驚きではないでしょうか。なかでも殺菌作用は重要です。だ液が十分に分泌しなくなるドライマウス（口腔乾燥症）になると、口の中に細菌が増えて、さまざまなトラブルの原因になります。病原菌をまさに水際でストップしているのが、だ液なのです。

夜、口の中が乾いたりネバネバしたりする人は、だ液が足りない可能性があります。前ページのだ液腺マッサージをしましょう。

35

寝ている間は、だ液の分泌が激減。朝、起きたらまず歯磨きを

❗口がネバネバしたまま朝食を取ると血管トラブルの原因に！

だ液は成人で一日に1・5ℓほど分泌されます。十分にだ液が出ないと、口の中がネバネバしてきます。だ液の量が50％以下になると、ドライマウスになります。

ドライマウスになる原因は、全身性の病気や神経性の要因が考えられますが、加齢による衰えも一因です。

また、健康な人でも「夜、寝ているときに口が乾く。喉が渇く」と感じる人は多いようです。これは、寝ているときにだ液の分泌が減るからです。

喉が渇いたと感じたときは、早めに水分を取る必要がありますが、この際に

注意することがあります。

口が乾いているということは、口の中に細菌が多くなっているということです。**その状態で水を飲めば、細菌が食道から胃や腸へと流れ込んでしまいます。これでは血管トラブルの原因になります。**

それを防ぐには、一度口をすすぐことです。そうすれば、口の中の細菌をとりあえず、いったん減らすことができます。

同様に、起きぬけの朝一番で口をすすぐのもおすすめです。

口の中が汚れたまま朝食を取ると、細菌を一緒に飲み下すことになります。できれば歯磨きをするのが理想ですが、朝食のあとでまた磨くのは面倒という人は、うがいだけでもしてください。

なお、市販の「洗口液」は、歯磨きの代わりにはなりません。朝一番の「お口、クチュクチュ」に用いるのがベストの使い方です。

36

舌は筋肉のカタマリ。舌の力が落ちると、どんなリスクが？

❗ 普段、舌が口の上側にピタリと張りついていますか？

ドライマウスになる原因は、舌の位置も関係しています。

普段、意識していないと思いますが、**舌は口の上側（口蓋《こうがい》）にぺたりと張りついているのが正しいポジションです。**

舌が口蓋から離れて隙間ができている人は、口が開いて口呼吸になりがちです。すると、口の中が乾いてドライマウスになるのです。呼吸は鼻から吸って鼻から吐くのが正常です。

舌は、しゃべったり咀嚼《そしゃく》をするために重要な役割を果たしています。日本人の死亡原因の6位である誤嚥性肺炎（103ページ参照）は、舌の力が落ちることで嚥下障害が起きるためと考えられています。

実は、舌は筋肉のカタマリなのです。舌の筋肉が衰えると次のような問題が発生します。

・ドライマウスになって、口の中に細菌が増える

・嚥下がしにくくなり、誤嚥性肺炎のリスクが高まる

・滑舌《かつぜつ》が悪くなる

・アトピーやぜんそく、花粉症になりやすい

・眠りの質が落ちる

・血管病や生活習慣病のリスクが高くなる

舌を鍛えるには、舌の筋トレが一番です。

もっとも簡単なのは、舌を思いきり前に出すトレーニングです。そこでさらに舌の先を回したり、左右に動かしてみます。実際に行うと、舌が筋肉であることを実感できるはずです。

また、口を大きく動かすだけでも、舌のトレーニングになります。

舌を鍛える「あいうべ体操」

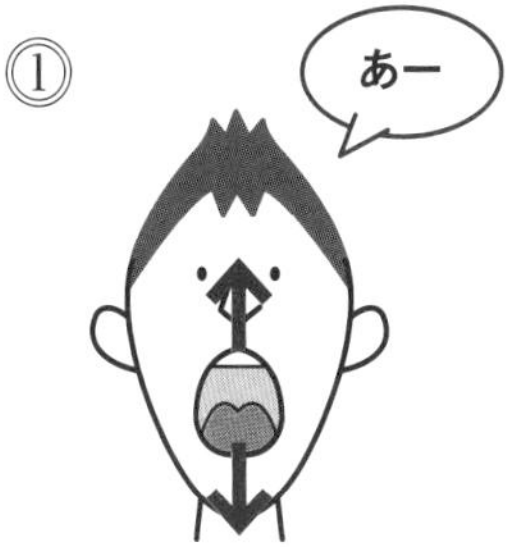

口を大きく開く（1秒）

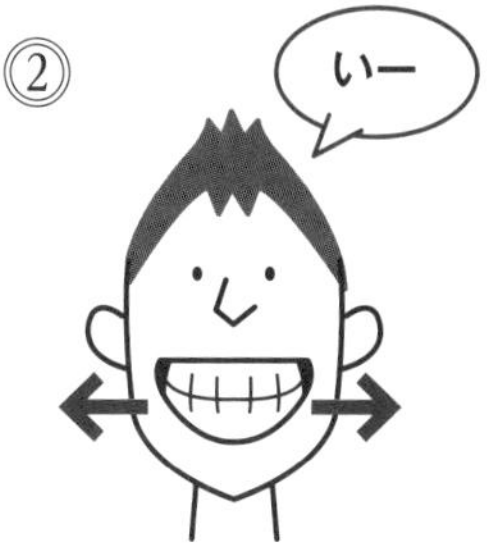

口を横に大きく開く（1秒）

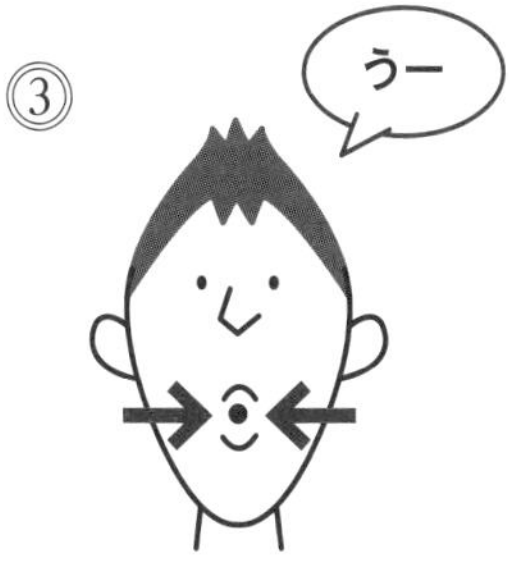

口を強く前に突き出す（1秒）

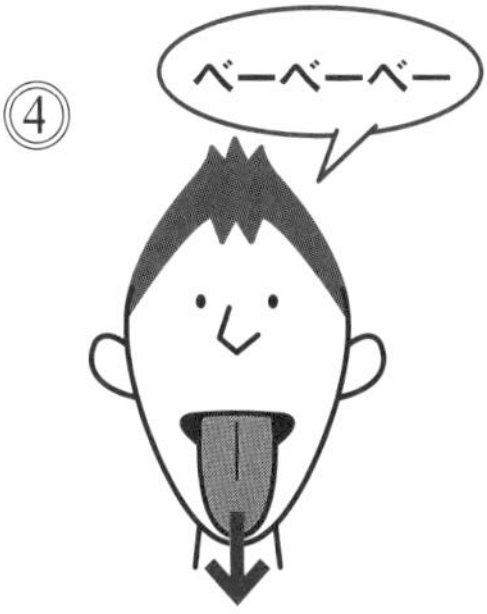

思いきり舌を出し、下に伸ばすことを3回（「ベー」1回1秒ずつ）

①〜④を10回繰り返す。一日に何度でもやろう。

出典：『自律神経を整えて病気を治す！ 口の体操「あいうべ」』（今井一彰著・マキノ出版）

37

夜は血管も休みたい！睡眠の質が悪いと血管の老化は急速に進む

❗下半身の血液を押し上げるために、日中は血圧が高くなる

人間の血圧は日中に高くなり、夜寝ているときに低くなります。なぜ、そうなるかについては、いくつかの要因があります。

まず、体や頭をフルに働かせる日中は、体のいたるところで栄養素が必要になり、血流も大忙しになるからです。血流を速めるには高い血圧が必要です。

また、物理的な要因も考えられます。

立ったり座ったりして心臓の位置を高くしていると、重力の働きで血液の70％は下半身に溜まっています。そのままでは脳が貧血状態になり、意識がなくなってしまいます。

そこで、血液をほぼ垂直に押し上げ、脳に届けなくてはいけません。そのた

立っているときと寝ているときの血圧

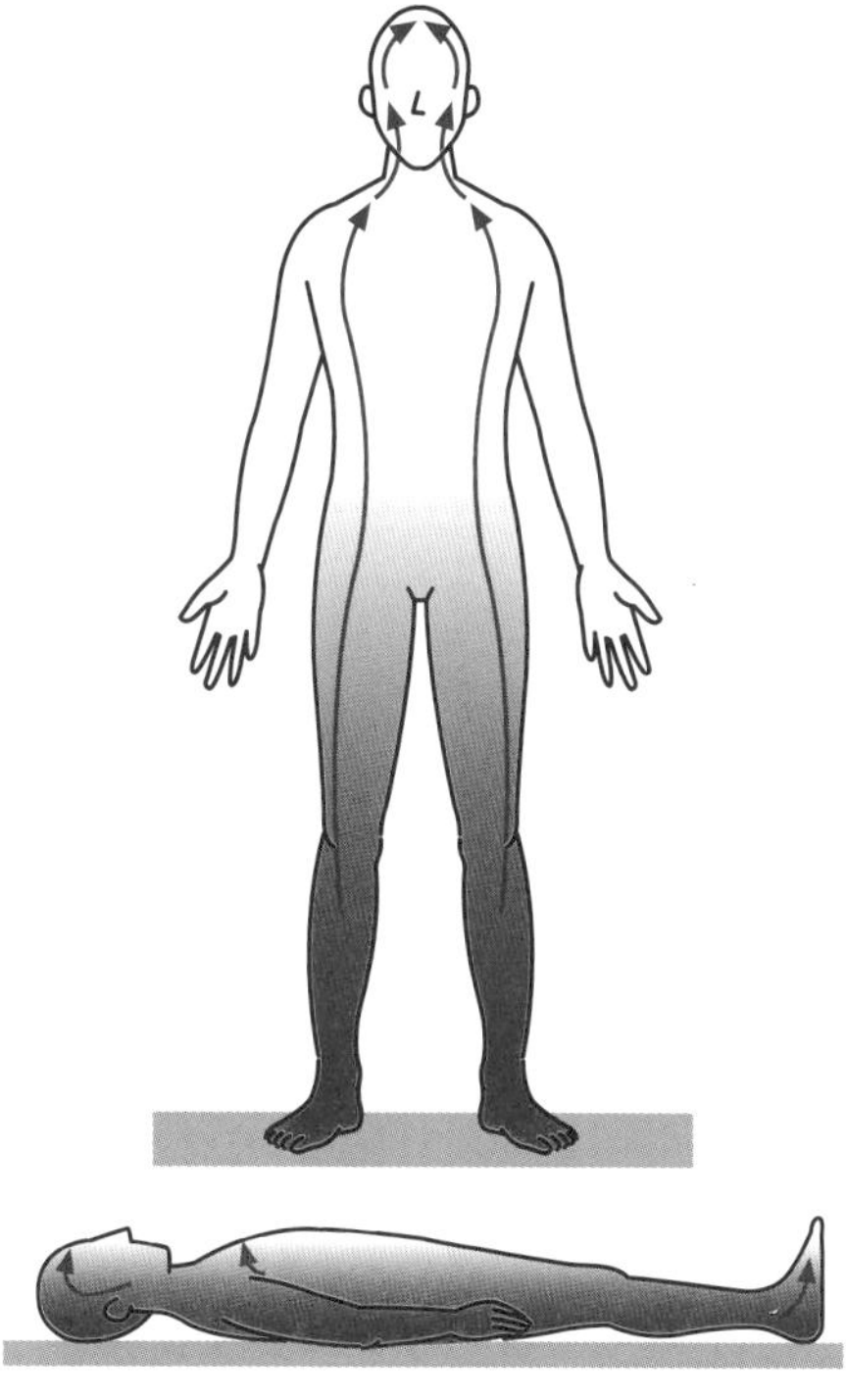

立っているときは重力によって血液が下半身に溜まる。その血液を循環させるために血圧が高くなるが、横になると重力の影響も少なくなるので血圧は低く安定する。

めに強い圧力が必要になるのです。

一方、寝ているときは、臓器や筋肉も動きが少なくなります。横になれば重力の影響も少なくなりますから、血圧を上げる必要もありません。**一日中働いた血管も、休息状態に入ります。**

こうした安らいだ状態でいるときに、成長ホルモンが分泌されます。「寝る子は育つ」というのは、このことをいっているのでしょう。

成長ホルモンは、傷んだ細胞を修復する働きもします。傷ついた血管内皮も、きれいに元どおりに修復してくれます。

成長ホルモンが十分に分泌されないと、血管の老化が速く進行することになります。

この成長ホルモンの分泌は、眠りの質にかかっています。自律神経を正常に働かせることが何よりも重要になります。

38 寝ているときに血圧が上がる「夜間高血圧」を発見するには？

❗家庭血圧を正しく測っても、夜間高血圧の発見は困難

生活パターンにもよりますが、健康な人は寝ているときに20％くらい血圧が下がります。

ところが、**「夜間高血圧」の人は、下がらないどころか、高めになってしまいます。これでは、血管が休まる暇がありません。**

普通の営業車は夜、車庫で休みますが、ドライバーが交代して夜間も走るタクシーに休まる時間がないのと同じです。そうした車体が早く傷むように、酷使した血管の老化の進行は速くなります。

やっかいなのは、夜間高血圧は発見しづらいことです。

いくら毎朝、家庭血圧を正しく測っても、眠っている間に上がっている血圧

は発見が困難です。

自宅で、通常の血圧計を使って発見する方法があるとすれば、夜、寝る前にも血圧を測ってみて、朝の血圧のほうが常に高ければ、夜間高血圧の可能性があるといえます。

また、朝、起きても疲れが取れない、気力がわかない、などの自覚症状も夜間高血圧のサインと考えられます。

夜間高血圧を正しく知るには、24時間血圧計が有効です。腕に巻いて生活するだけで、一日の血圧の変化が記録できます。専門医に相談すれば、準備してくれるはずです。

夜間高血圧の原因は、いくつか考えられます。

一番多いのは精神的な要因です。心配事や悩みがあると、眠っていても交感神経が優勢になって血圧が下がらないのです。

そのほか、不規則な生活、就寝前の食事、大量のアルコール摂取、喫煙、スマホやパソコンの使いすぎなども原因となります。

一日の血圧推移例

一般的な健康体の人

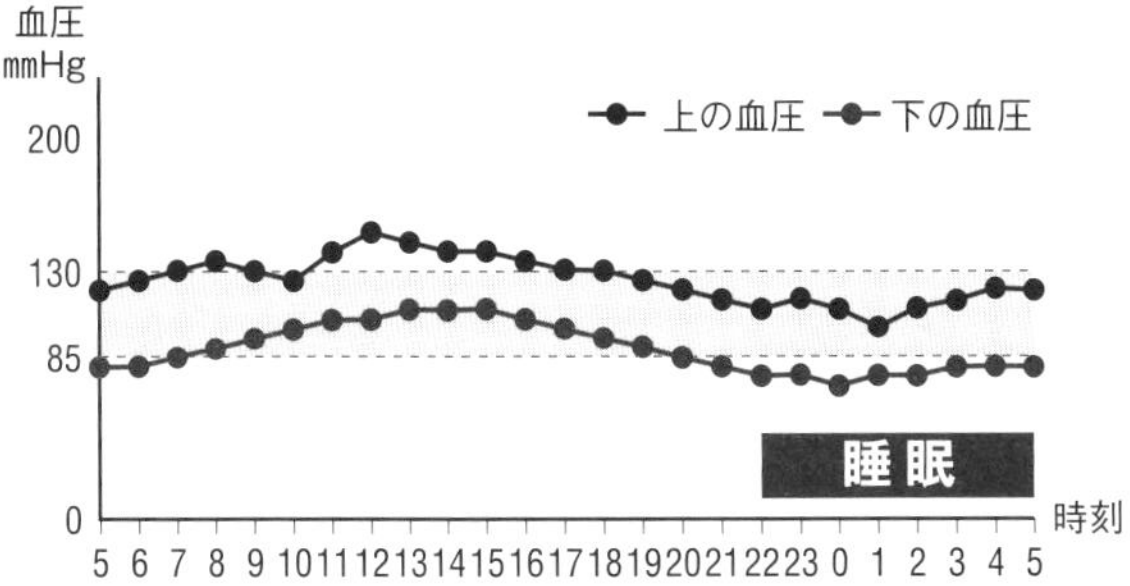

日中活動しているときは血圧が高めになるが、就寝中は低くなる。

夜間高血圧の人

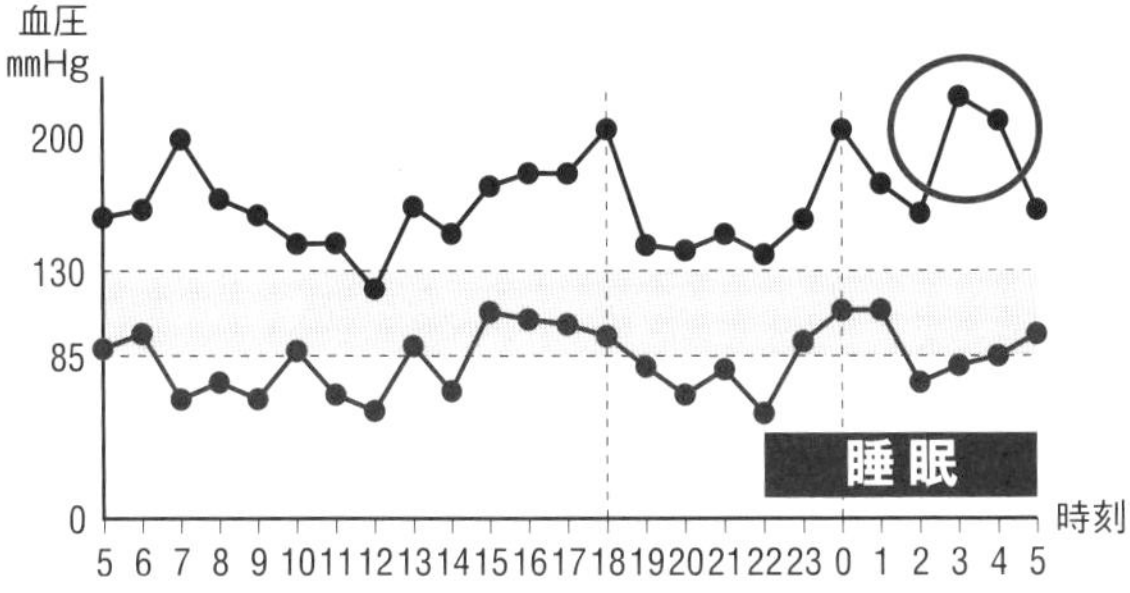

本来下がるはずの就寝中に血圧が高くなっている。

39

理想は、90分サイクルの深睡眠。安眠ホルモンを分泌させるポイント

❗ベッドの中でスマホを見る人は、眠りの質が悪い

睡眠の質を上げて、疲れた血管を修復することがポイントです。血管の健康管理に大きく影響する、理想の睡眠について考えてみましょう。

睡眠には、「レム睡眠」と「ノンレム睡眠」の2種類があります。

レム睡眠は寝ている間も眼球が動いている、比較的浅い睡眠です。夢を見たり寝言を言ったりするのは、レム睡眠のときです。

一方のノンレム睡眠は、深い眠りで夢も見ず、ほとんど仮死状態になります。ノンレム睡眠に入った人に話しかけても、なかなか起こすことはできません。

普通に考えると、ノンレム睡眠が長いほうがいいように思えますが、実はレム睡眠とノンレム睡眠が90分ごとに現れるのが理想とされています。

理想的な睡眠パターン

ステージⅣの時間が長く、この間に新陳代謝が進む。レム睡眠の時間も十分。

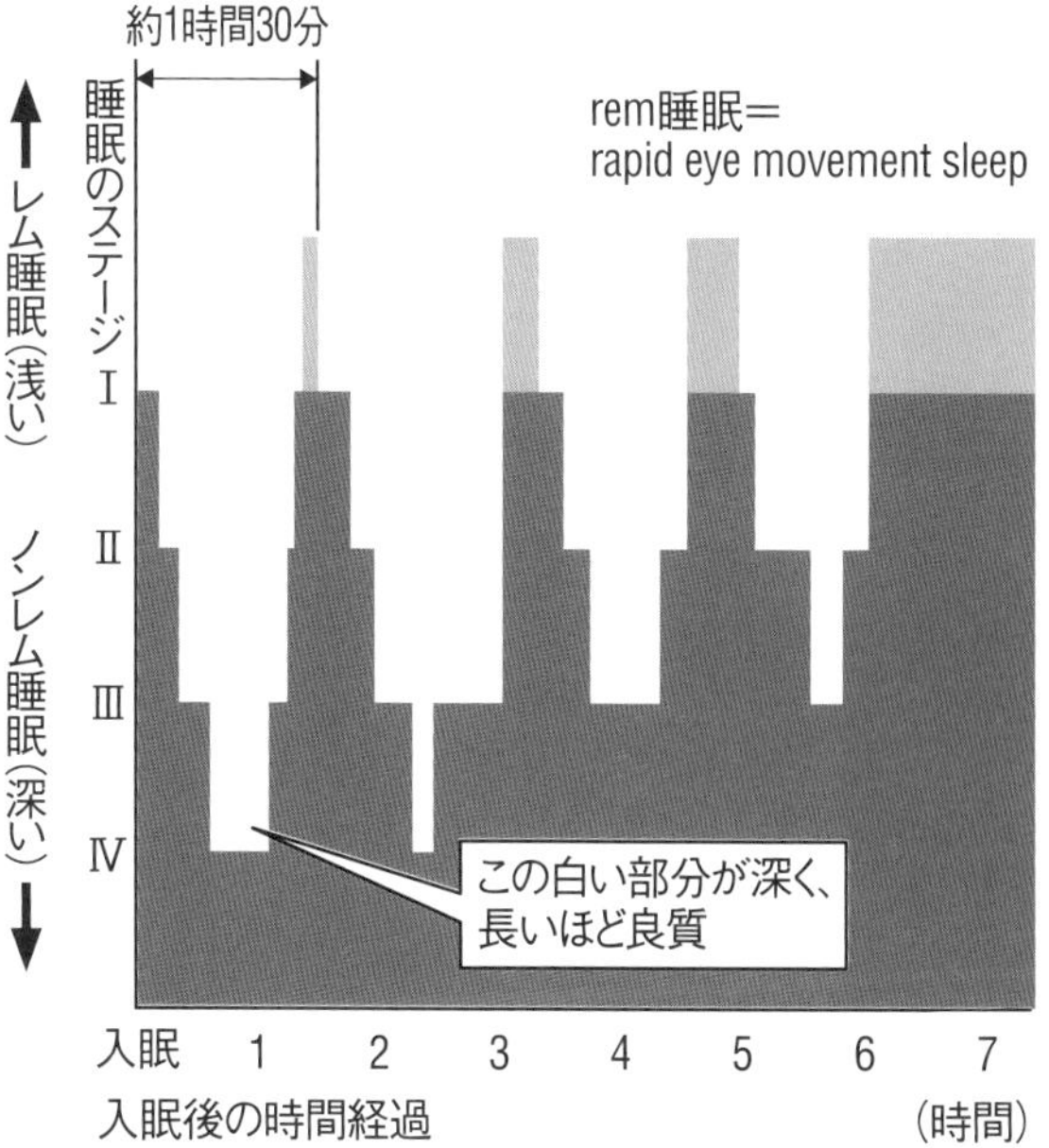

6〜7時間、寝る人であれば、90分のサイクルを4、5回繰り返し、目が覚めることになります。

理想の睡眠を得るためには、就寝後、一気に深い眠りに落ちることが重要です。最初に深い眠りを経ると、その後、スムーズに90分のサイクルが現れてくるからです。

では、どうしたら深い眠りに入ることができるのでしょうか。

最大のポイントはメラトニンという眠りホルモンです。メラトニンが十分に分泌されると深い眠りを得ることができます。

そのためには部屋を暗くすることが重要です。光がなくなることがメラトニン分泌のスイッチだからです。**こうこうと照明をつけて寝たり、ベッドの中でスマートフォンを見たりしていると、メラトニン分泌が阻害されてしまいます。**

40

メラトニンたっぷりで疲れ知らずに。朝一の光から14時間後に分泌の準備完了！

❗夜、暗くならない現代社会が睡眠障害を招いた

睡眠ホルモンのメラトニンには、体内時計と連携しているという特殊な性質があります。その性質を知ることが、メラトニンを上手に分泌させるポイントとなります。

メラトニンは眠っている間中、分泌されていますが、起床して光を浴びることで分泌が抑制されます。これによって、自律神経はリラックスモード（副交感神経）から活動モード（交感神経）に切り替わります。

それと同時に、14～16時間後にメラトニンを分泌するようにセットされます。たとえば、朝7時に起きてカーテンを開けて光を浴びれば、夜9時から11時にメラトニンが分泌されて眠くなる、という具合です。

まるで、目覚まし時計ならぬ、眠り時計のようですね。

◎ブルーライトが目に入ると、メラトニンが分泌されない

夜9時に眠くなったら困る、という人もいますよね。でも、心配はいりません。メラトニンは暗くなると分泌する、という特性があるからです。たとえ夜9時になっても、明るい部屋の中で活動をしている限り、眠くならないのが基本です。

前項で、寝る前にベッドでスマホを見る人は睡眠の質が悪い、と述べました。スマホの光は微弱でも、エネルギーの強いブルーライトです。

ブルーライトが至近距離から目に入ると、光を感じる目の近くの感覚器官が刺激を受けて昼と勘違いしてしまうのです。すると、せっかく準備が整っていてもメラトニンは分泌されません。

夜はまっ暗だった自然の中で私たちが暮らしていたときには、朝日とともに起きて日没とともに休んでいました。

メラトニンの分泌量の変化

一日の分泌サイクル

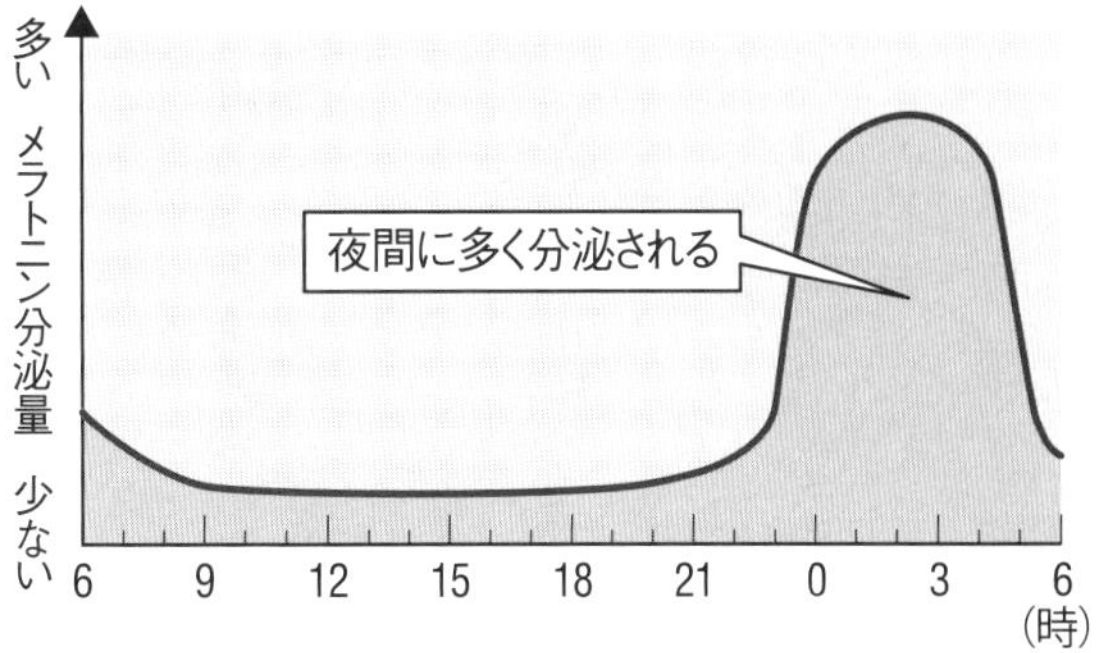

加齢とともに減少するメラトニン

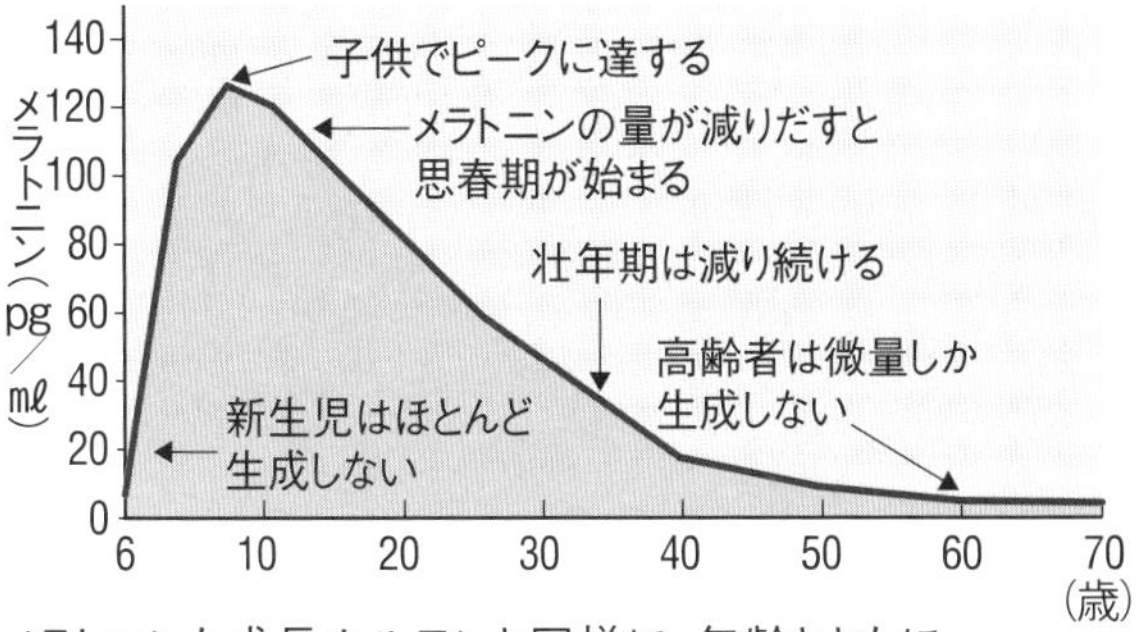

メラトニンも成長ホルモンと同様に、年齢とともに分泌量が減る。

現代社会においても、人間本来の生活パターンに沿って寝起きをしていれば、理想の睡眠が得られるでしょう。

◎メラトニンが十分に出ると疲れが解消する

メラトニンには、自然な眠りを誘うほかに、抗酸化作用によって細胞の新陳代謝を促すという、重要な働きがあります。メラトニンたっぷりの睡眠が実現すれば、朝、起きたときに疲れがスッキリと取れているはずです。

生活習慣病の予防や老化防止効果が顕著であるとして、予防医学の観点から今、メラトニンが注目を集めています。

メラトニンは、加齢によって減少することもわかっています。年を取ると夜中に目が覚めたり、朝早く起きたりするようになるのはそのためです。メラトニン分泌のピークは10歳くらいなのです。

中年以降になったら、朝の光はたっぷり浴びて、夜はブルーライトや強すぎる照明を避けることがより大切になってきます。

第5章

血管強化に効果大！
魔法の物質「NO」を出す最高の方法

41

こんなに簡単なことでも血管若返り物質「NO」は出る！

❗有酸素運動がベスト！

勢いよく血液が流れる、若々しい血管を維持する健康法が本書のテーマですが、それを今すぐ実現する秘策があります。

それは、運動です。

先日、テレビの健康番組を観ていたら、数人のタレントが面白い実験をしていました。

まず、何もせずに血圧を測り、その後、あることをしてから測り直すのです。

すると、不思議なことにほぼ全員が5～10㎜Hgほど血圧が下がっていました。

その「あること」とは……？

それは、ただ机の下で手を握ったり開いたりする運動（というか動作）でした。たったそれだけのことで血管が開き、血流がよくなったのです。

もちろん、さすがにこのグーパー体操は補助的なものにすぎないので、健康な血管を維持するには、全身運動が必要です。


運動をすると血管が開く、という経験は誰もがしているでしょう。電車に急いで乗るために走ったりすると、顔が赤くなって汗が噴き出しますね。これは血管が膨らみ、血流がよくなった証拠です。

医学的には、NO（一酸化窒素）という物質で説明がつきます。

有酸素運動（ある程度の時間をかけて行う、あまり負荷をかけない運動）をすると、血管内皮からNOが分泌されて血管を広げてくれるのです。血管が広がると血流が改善し、体のすみずみに栄養素や酸素が行き届くようになります。

また、NOには素晴らしい抗酸化作用があることもわかっています。

定期的な運動で血管を拡張させれば、血管を若々しく保つことができます。

NOは、まさに血管の老化を防ぐ魔法の物質なのです。

42

リモートワークで運動不足に！日本人は通勤がエクササイズだった！

❗公園の近くに住んでいる人は血圧が低い

コロナ禍により、リモートワークが増えた20代から50代の男女455人を対象に、「ウーマンウェルネス研究会」という団体がアンケート調査を行いました。**すると、在宅時間が増えたことで運動不足を感じる人が、93・7%もいたのです。**日本人の運動が、いかに通勤に頼っていたかを知る結果となりました。

ただでさえ運動不足気味という人にとって、リモートワークの推進は、まさに追い討ちをかけたといえるでしょう。

また、近くに公園があるところに住んでいる人と、街中に住んでいる人を比較すると、前者のほうが血圧が低いというデータがあります。ちょっとした散歩をしたり緑を眺めたりするだけでも、よい効果があることを示しています。

リモートワークで運動不足を感じる人

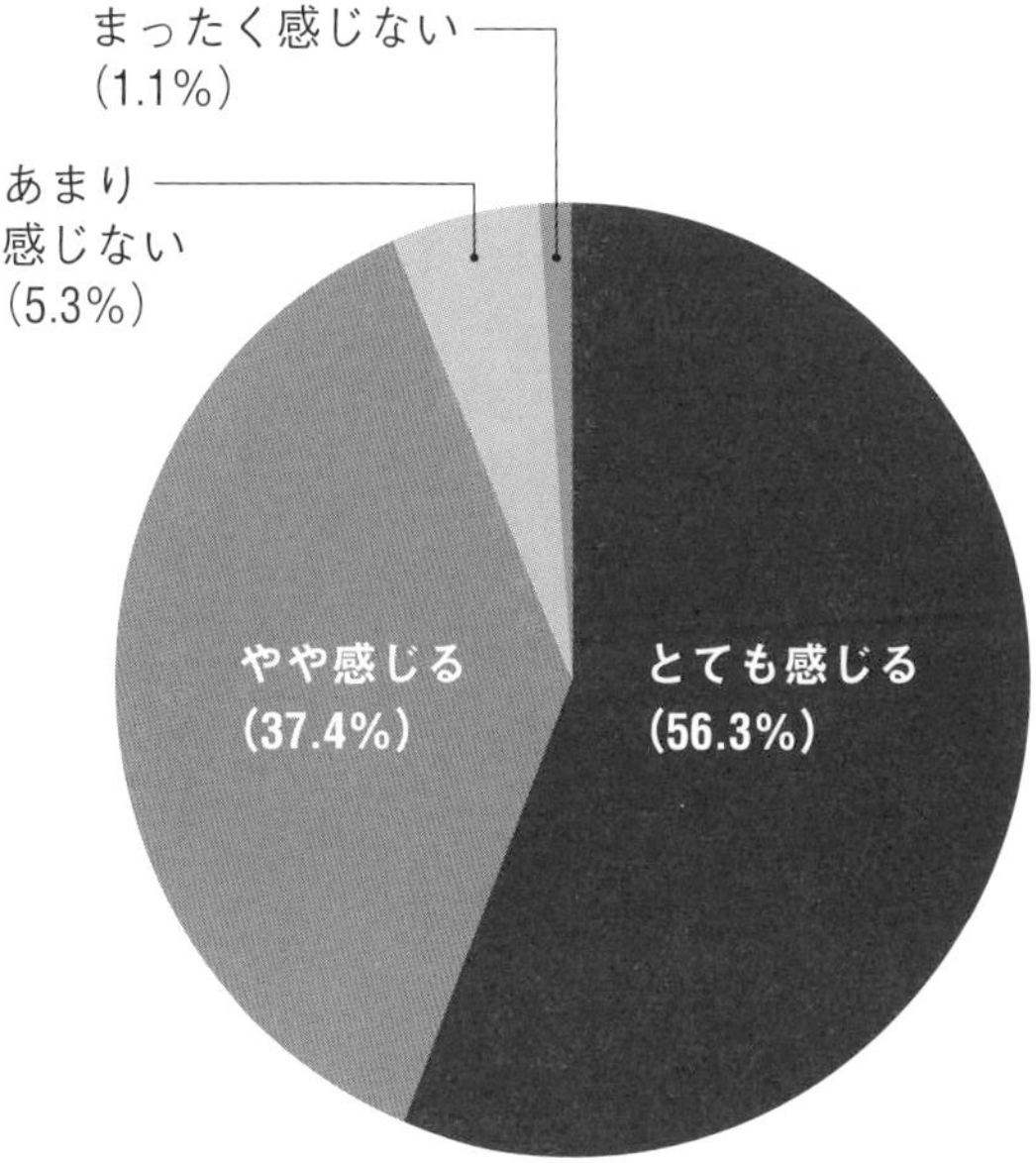

参考：「ウーマンウェルネス研究会」によるアンケートをもとに
同研究会のメンバー、福田千晶医師作成

男女455人を対象にしたこの調査では、93％以上の人が運動不足を実感していた。

43

体力レベルに合った強度が大事。まったく運動習慣のない人はここから

❗同好会に入れば仲間ができるというメリットも！

有酸素運動を習慣にすれば、血管の老化を防げることはわかりました。では、どれくらいの運動をすればいいのでしょうか。

健康雑誌やサイトを見ると、ウォーキングをすすめている記事が目立ちますね。本当にそれで十分なのでしょうか？

率直にいえば、運動不足の人には十分です。

ウォーキングは、すぐれた有酸素運動です。

下半身に溜まった血液を脳まで押し上げるには、ふくらはぎのポンピング力が欠かせません。ふくらはぎは、「第二の心臓」と呼ばれています。**ウォーキングは、そのふくらはぎを鍛えて、血流をよくする効果が期待できます。**

普段からまったく運動する機会がない人には、ウォーキングをおすすめします。膝《ひざ》や腰を痛める心配もありませんし、道具をそろえる手間も不要です。思い立ったら、すぐに始められる気軽さは魅力ですね。

しかし、毎日、通勤に2時間以上かけている人やラジオ体操などを実践している人、若くて体力がある人にとっては、ウォーキングは軽すぎるでしょう。**自分自身の体力に負荷がかかる程度の運動が適切、と考えてください。**

たとえば、まだ40代で、ある程度体力に自信がある人なら、ウォーキングよりジョギングがいいでしょう。無理のない距離から始めて、うっすらと汗をかくくらいが適切です。

また、テニスや水泳などのスクールに参加するのもおすすめです。**新しい仲間ができれば、ストレス解消や、生きがい発見にもつながります。**

44

ふくらはぎを鍛える効果的なウォーキングを身につけよう

❗ 背筋をしっかりと伸ばして、視線はまっすぐ前方へ

ウォーキングは有酸素運動の基本ですが、ただ歩けばいいというわけではありません。正しいフォームで歩いてこそ、効果を得ることができます。

まず、背筋を伸ばしましょう。**頭のてっぺんを上から引っ張られているように意識すると、首の脛骨《けいこつ》と背骨がきれいに伸びます。**

歩くときは、足の親指のつけ根で地面を蹴《け》って、かかとから着地します。**このとき、ふくらはぎに力がかかっていることが、とても大切です。**

気を抜くと、正しいフォームはすぐに崩れてしまいます。崩れたら直す、を意識的にしばらく繰り返して、効果的なウォーキングを身につけてください。

運動効果をアップさせる 正しいウォーキングフォーム

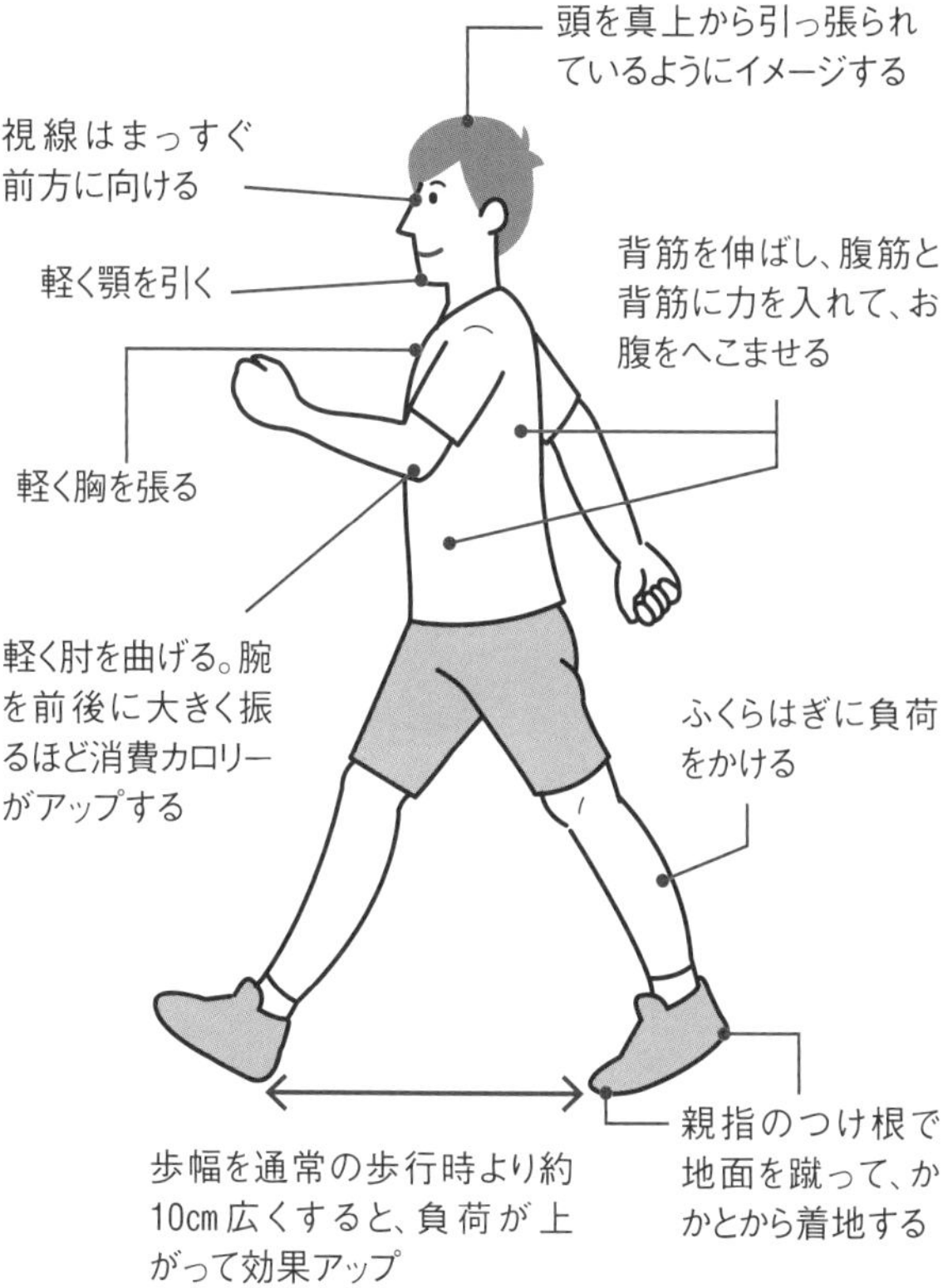
頭を真上から引っ張られ
ているようにイメージする
視線はまっすぐ
前方に向ける
軽く顎を引く
背筋を伸ばし、腹筋と
背筋に力を入れて、お
腹をへこませる
軽く胸を張る
軽く肘を曲げる。腕
を前後に大きく振
るほど消費カロリー
がアップする
ふくらはぎに負荷
をかける
親指のつけ根で
地面を蹴って、か
かとから着地する
歩幅を通常の歩行時より約
10cm広くすると、負荷が上
がって効果アップ

45

血管が消える恐怖！　筋肉や臓器が衰えると血管がゴースト化する

❶ 血管が消えてしまえば血流が悪化する

人体には、約10万kmもの血管が走っています。その約95％が毛細血管です。これは動脈と静脈の間をつなぐ極細の血管で、直径が5～20μm（マイクロメートル）と細いため、詰まったり切れたりするトラブルが起こりやすい血管です。

近年、その毛細血管が消えてしまう、「ゴースト血管」が問題になっています。これは、住人のいないゴーストタウンのように、血液の流れのない血管のことをいいます。この状態が続くと、最終的には血管は消失してしまいます。なぜ、血管が消えてしまうのでしょうか。

毛細血管の壁には無数の穴があり、その隙間から栄養素や酸素が溶け込んだ血液成分が滲《にじ》み出す構造になっています。毛細血管は体中の臓器や筋肉に入り込み、その周辺の細胞に血液を届けています。ところが、なんらかの理由でこれらが漏《も》れすぎてしまい、末端まで流れなくなることがあります。

また、血液を届ける先の筋肉や臓器が活発に動けば毛細血管も活動しますが、臓器に元気がなくなって、毛細血管が不要になってしまうケースもあります。

これが、血管がゴースト化する仕組みです。

毛細血管が減っていくと、当然、血流が悪くなって血圧が高くなり、体調不良を起こすこともあります（漢方では血流の悪いことを瘀血《おけつ》と呼ぶ）。そして、さらに体のあちこちで血管のゴースト化が進行します。

逆に毛細血管を増やせれば、血圧が下がり全身にいいことずくめです。

そのために有効なのが筋力トレーニングです。丈夫な筋肉はたくさんの栄養素と酸素を要求します。筋肉が大きくなれば毛細血管が増え、血流がよくなって血管も元気になります。前項では、有酸素運動が血管の老化防止に効果がある、と説明しましたが、**無酸素運動の筋トレと有酸素運動をバランスよく行うのがベストなのです。**

46

大きな筋肉を鍛えるスロースクワットで、ドカンと毛細血管を増やそう!

❗ 腿の裏とお尻の大きな筋肉を鍛える

毛細血管を手っ取り早く増やすために筋トレをするなら、大きな筋肉を鍛えるのがセオリーです。

おすすめなのは、ハムストリングと大臀筋《だいでんきん》を一緒にトレーニングできるスクワットです。

ハムストリングとは腿《もも》の裏側の筋肉で、大腿二頭筋《だいたいにとうきん》、半膜様筋《はんまくようきん》、半腱様筋《はんけんようきん》の総称です。また、大臀筋はお尻の筋肉で、単独の筋肉では最大の大きさがあります。

スクワットをするときのコツは、ゆっくりと行うことです。5秒ほどかけてゆっくりと腰を落とし、上がるときも5秒かけると、さらに効果的です。

スロースクワットのやり方

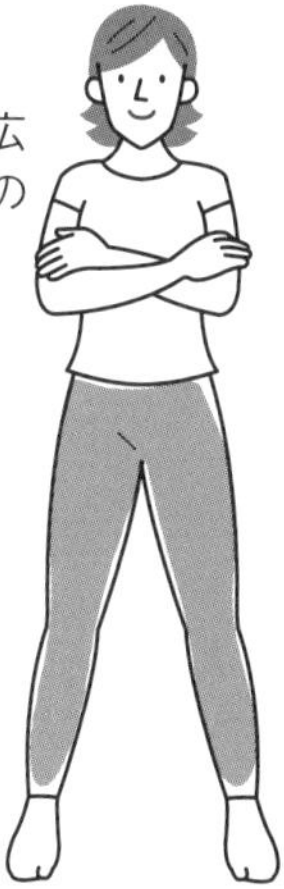

①
足を肩幅より少し広めに開き、腕を胸の前で交差する

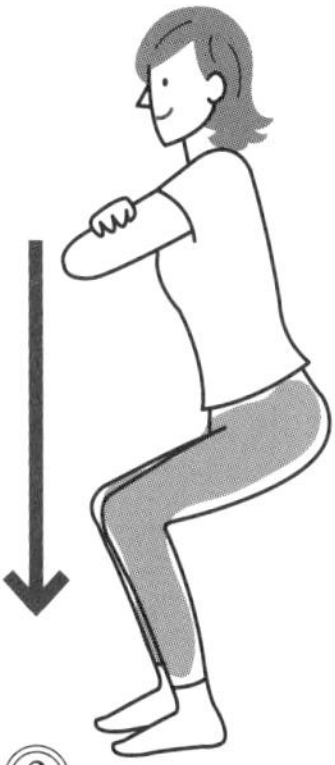

②
5秒かけて、息を吸いながらゆっくりと膝を曲げる。膝がつま先の真上にくるまで曲げる。お尻を少しだけ突き出すと、太腿に力が入る

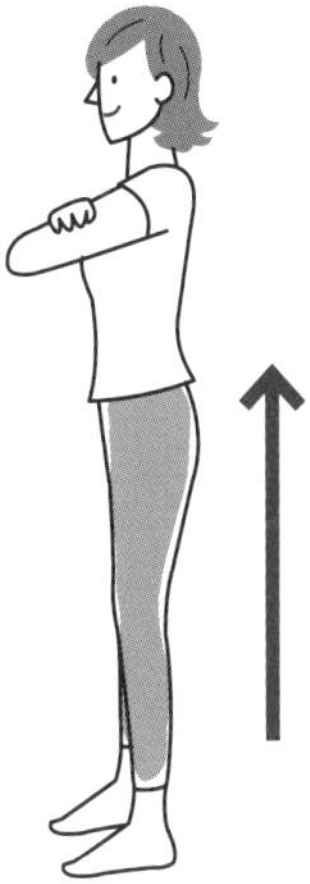

③
いったん息を吐ききり、やはり5秒かけて、息を吸いながらゆっくりと膝を伸ばす。膝が伸びきらない状態のまま、息を吐ききり、再び曲げる動作に入る

47

ねこ背も治る！ 体力もつく！呼吸を深くするトレーニング

❗ 姿勢をよくするだけで、酸素の取り込み量は変わる

血液の質をよくするためには、十分な酸素を肺に取り入れることも重要です。そのためには深い呼吸が欠かせません。

呼吸の際に使われる、肺を膨らませたり縮ませたりする筋肉を「呼吸筋」といいます。前面の横隔膜、内(外)肋間《ろっかん》筋、胸鎖《きょうさ》乳突《にゅうとつ》筋などのほかに、背中側にも脊柱起《せきちゅうき》立《りつ》筋や僧帽《そうぼう》筋があります。簡単な筋トレで鍛えておくといいでしょう。

また、「ねこ背」の人や、肩が内側に入り込んだ「巻き肩」の人は肺が圧迫されて、肺活量がかなり少なくなることがわかっています。胸をしっかりと張り、肩を広げてねこ背を治しましょう。

深く息を吸えるようになる 脊柱起立筋ストレッチ

足を肩幅に開いて立ち、
肩の高さで両手を組む

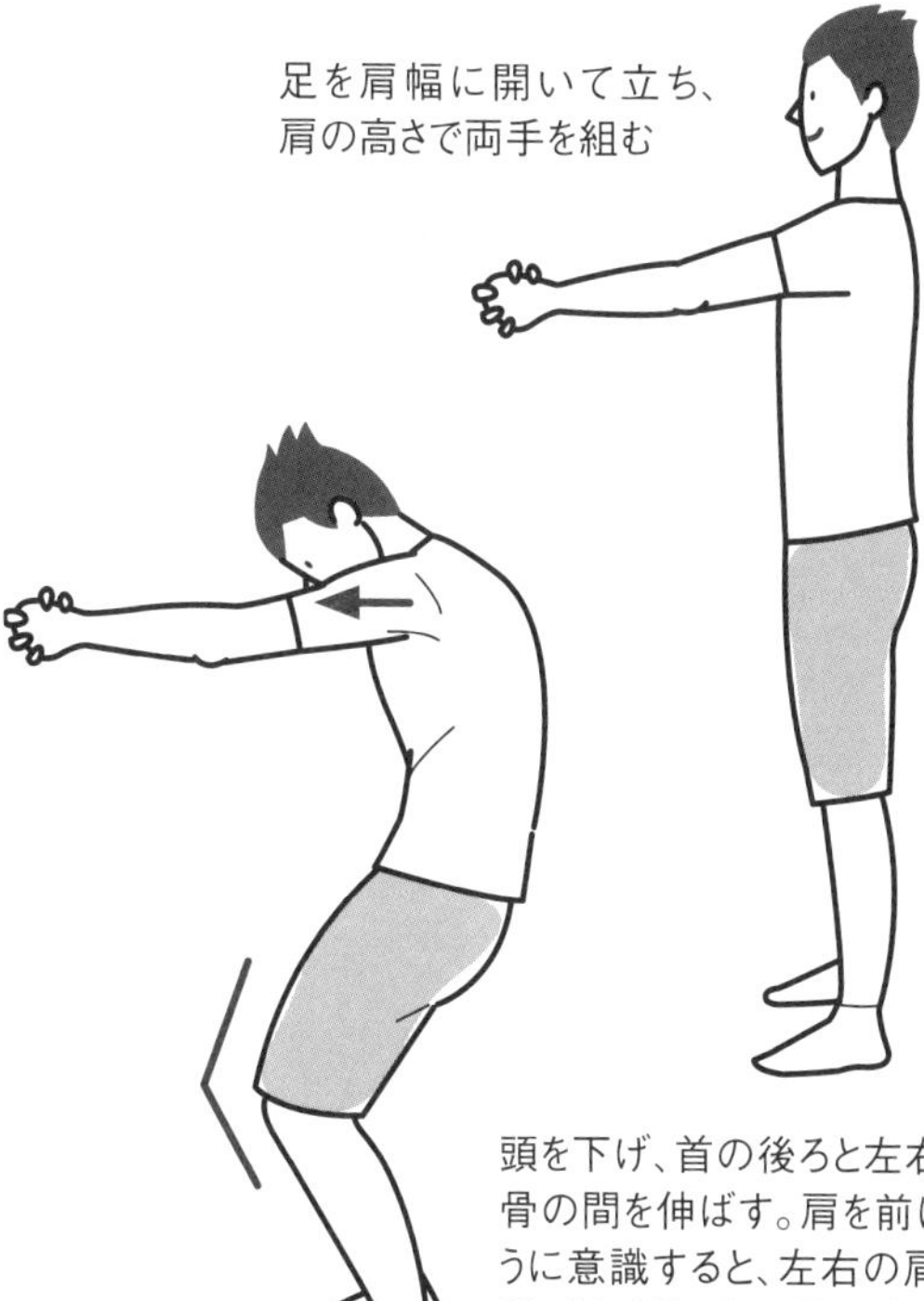

頭を下げ、首の後ろと左右の肩甲骨の間を伸ばす。肩を前に出すように意識すると、左右の肩甲骨の間がよく伸びる。膝も少し曲げて緩める

東京有明医療大学・本間生夫学長考案

48

シャツの上からでも効果アリ。免疫力アップに乾布摩擦！

❗ 乾布摩擦をすると自律神経が改善する

手軽にできる血流の改善方法のひとつに、乾布摩擦《かんぷまさつ》があります。

実は私も毎日、乾布摩擦を実践しています。乾いた柔らかいタオルが1枚あればできる手軽さが魅力です。身長にもよりますが、タオルは1メートルくらいの長さがあると、使いやすいようです。

従来の乾布摩擦は、裸になってゴシゴシと肌を強く擦るイメージがありますが、シャツの上からそっとなでるだけでも効果はあります。

腕のほか、肩甲骨や首の回りを刺激すると、体温を上げ代謝を高める効果が期待できます。また、おへその回りを時計回りに円を描くように擦ると腸の働きがよくなります。免疫力を司るリンパ液は皮膚のすぐ下、体表近くを流れて

乾布摩擦で自律神経を改善！

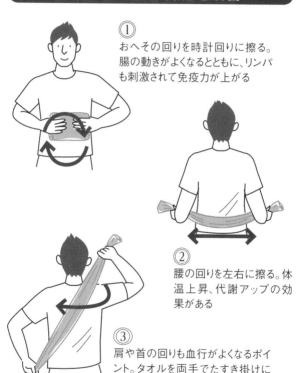

①
おへその回りを時計回りに擦る。
腸の動きがよくなるとともに、リンパも刺激されて免疫力が上がる

②
腰の回りを左右に擦る。体温上昇、代謝アップの効果がある

③
肩や首の回りも血行がよくなるポイント。タオルを両手でたすき掛けに持って肩を擦る

参考：『本当はスゴイ！　乾布摩擦トレーニング』
（和田清香著、小林弘幸監修・ディスカヴァー・トゥエンティワン）

いるので、これもまとめて流れをよくできます。

乾布摩擦をしたらよく眠れるようになった、疲労回復が実感できた、むくみがとれて脚が細くなった、などと感想を述べる人が多くいます。

これは、自律神経が改善したためだと考えられます。ブラシによる頭皮や耳への刺激も、自律神経のメリハリに効果があります。

風邪予防、免疫力アップ、体力向上などを目的に、かつては小学校で、健康法のひとつとして乾布摩擦はよく行われていました。この懐かしい乾布摩擦を、現代の血管若返り法として復活させるのもいいかもしれません。

そのほか、鍼《はり》やお灸《きゅう》も血管拡張の効果が期待できます。

鍼は中国医学の理論をもとにした治療法で、「気」の流れを重視する特徴があります。**気の流れとは、すなわち血流に直結します。**ほかの健康法がうまくいかない人は、鍼や灸に答えがあるかもしれません。

49

「エコノミークラス症候群」にならないよう最低限やらなきゃいけないこと

❗ 30分ごとに足のバタバタ運動をしよう！

「エコノミークラス症候群」という病気をご存じでしょうか。飛行機などの狭い座席に長時間座り続けることで血栓《けっせん》（血の固まり）ができ、それが血流に乗って肺の血管に詰まる怖い病気です。

正式には、「肺血栓塞栓症《そくせん》」といいます。

血栓ができるのは、主に脚や下半身です。座っている姿勢は体が何カ所も直角に曲がるために、血流が滞りやすくなります。**特に膝から下は重力の影響もあり、血液が澱《よど》みやすいのです。**

脚にできた血栓は、血行が回復したときに血流に乗って移動します。そして、肺動脈などに詰まって、胸の痛みや呼吸困難を引き起こします。座席から立ち上がった瞬間に発作が起こるのはそのためです。

日常生活でも長時間、椅子に座っていると、エコノミークラス症候群に近い症状が起こります。

血栓ができないまでも毛細血管の血流が悪くなり、末梢動脈障害を発症します。障害が悪化すると、心筋梗塞など重篤《じゅうとく》な発作の原因となります。

これを防ぐためには、長く座り続けないことです。1時間の座りっぱなしは、明らかに長すぎます。仕事に集中していると、1時間くらいはあっという間に経ってしまいますから、しっかりと意識をすることが肝心です。

理想は、30分ごとに立ち上がり、少し歩いたり簡単な屈伸運動をしたりすること。それができなくても、軽く腰を上げたり、座ったまま膝を伸ばして脚を振るだけでも血行はよくなります。

30分ごとの脚のバタバタ運動を習慣にしてください。

「エコノミークラス症候群」を防ぐ方法

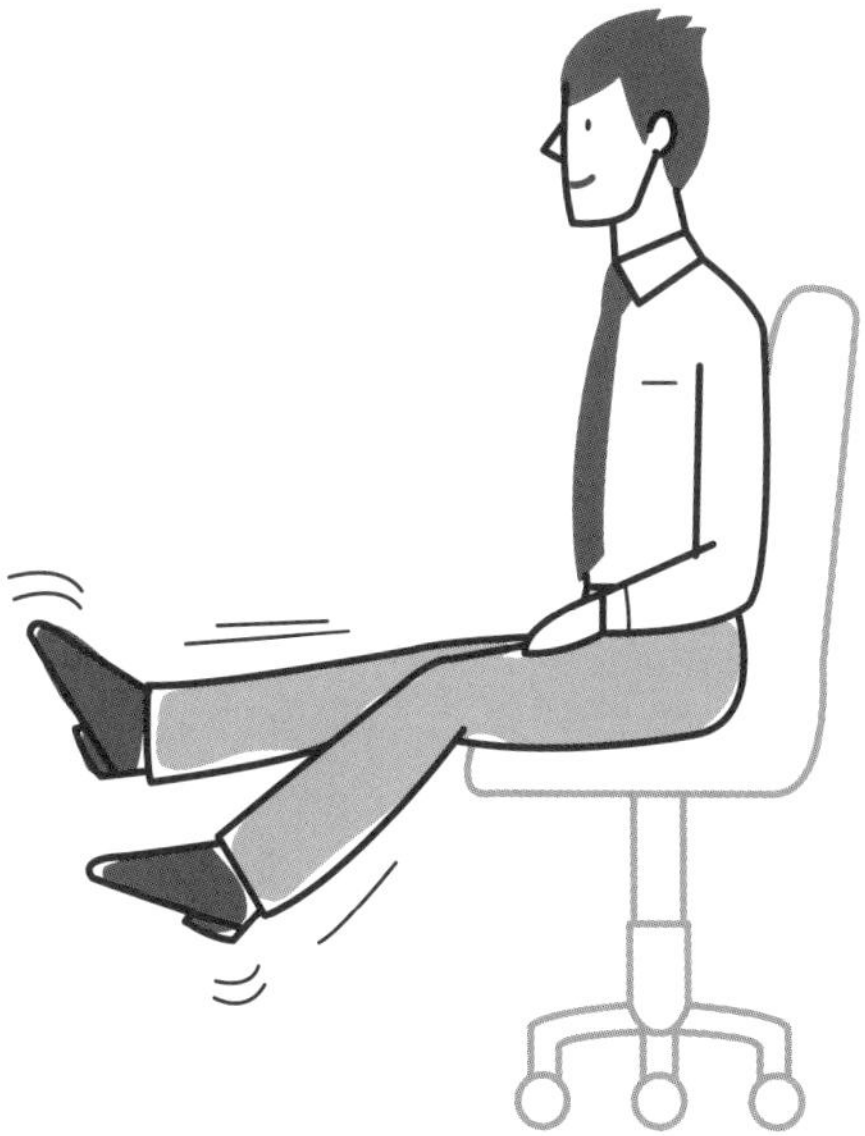

30分ごとに立ち上がって、鼠経《そけい》部や膝裏の血流をよくしよう。立ち上がれないときは、膝を伸ばし脚のバタバタ運動をしよう。

50

血管を休ませるには、ゴロ寝してストレスを減らすのも効果的！

❗自律神経がバランスを崩すと、夜眠れなくなる

血圧は日常生活の中で、刻々と変化しています。たとえば、急にしゃがんだとき、体を動かしたとき、トイレでの排尿・排便時、喫煙時、塩分の多い食事を取ったときなどに、血圧は上がります。

そのほか、ちょっとしたストレスでも、5～10㎜Hgはすぐにピョンと跳ね上がります。余計なストレスは禁物です。

逆にリラックスした状態のとき、血圧は下がります。理屈をいえば、リラックスした状態が長いほど、血管にかかる負担は少なくなります。しかし、日常生活を送るうえで、そうもいってられません。

仕事を頑張るときは集中力を高め、休憩時間はリラックスする――そのメリ

ハリをつけることが大切です。

オンとオフの精神のメリハリを司っているのが、自律神経です。自律神経は、交感神経と副交感神経で構成されています。

集中力や緊張感が必要なときは交感神経が優勢になり、血圧を上げて脳や体を攻撃的に保ちます。

逆に夜、寝ているときは副交感神経が優勢になります。この切り替えがうまくいっていれば、血圧も正常値の範囲で上下しているはずです。

ところが、自律神経のバランスが崩れると、大事なところで気力が減退したり、夜眠れなくなったりします。これが自律神経失調症です。自律神経失調症は、もちろん血管の老化の原因となります。

自律神経を健康に保つためには、一日のリズムを整えること、つまり規則正しい生活が一番です。朝、早起きをして朝日を浴び、決まった時間に食事をする。日中はしっかりと脳と体を動かし、夜はゆっくりと休む――。

こうした生活を送っていれば、自律神経が乱れることはないはずです。

51

ストレス過多による「職場高血圧」に注意。スマホが血圧を変えた!?

❗リモートワークをじゃんじゃん活用するのも手!

ストレスで血圧が上がるといえば、やはり仕事が原因のことが多いでしょう。実際に、朝、家で測った血圧が正常でも、仕事中に異常に血圧が上がる人が多くいます。

それを「職場高血圧」といいます。職場高血圧は、「夜間高血圧」（121ページ参照）と並んで発見しづらいのが特徴です。

ある調査によると、職場高血圧は中間管理職に多いそうです。上司に叱られ、出来の悪い部下に腹を立て、得意先に責任を追及され……。笑いごとではありませんが、血管も休まる暇がないわけです。

それに拍車をかけるのが、パソコンとスマホです。これらの神器（?）が、

「職場高血圧」とは?

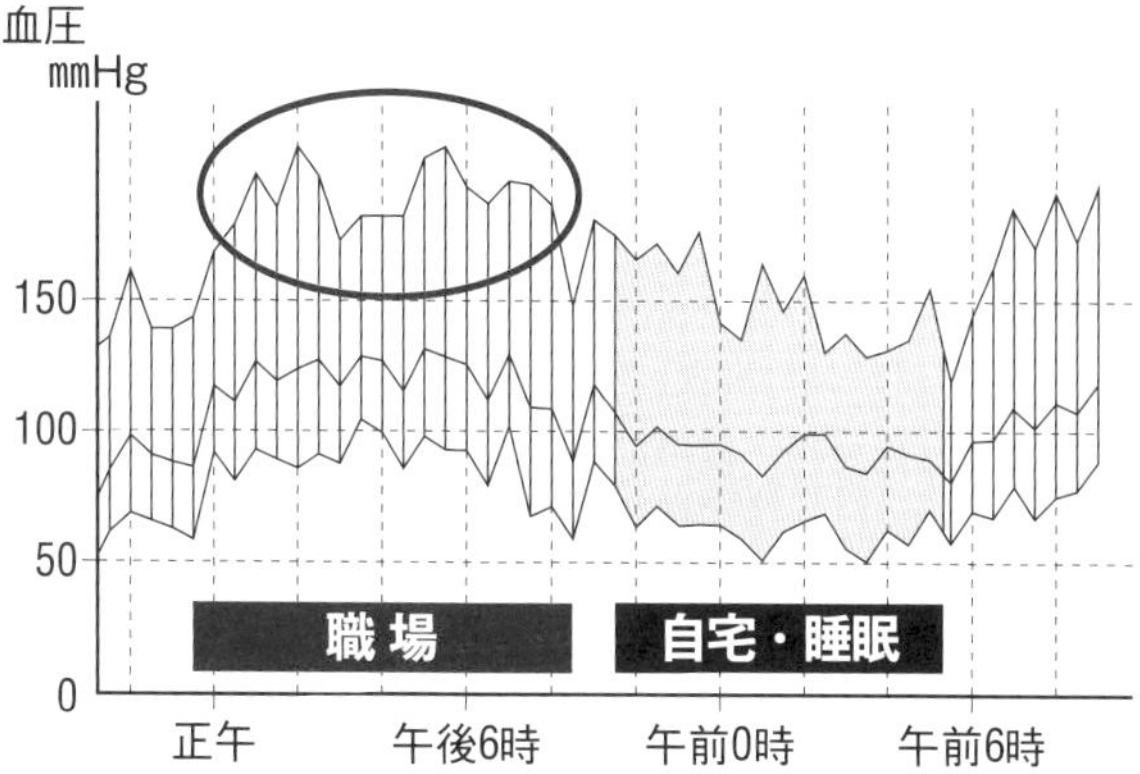

仕事中にストレスなどで血圧が高くなる人の例。通常の血圧はほぼ正常だが、職場では、このような高血圧となる。

仕事を24時間体制にしてしまっているといってていいでしょう。

アフター5に仲間と食事をしていても電話が鳴り、家に帰ってくつろいでいてもメールが届く――。そんな状況が当たり前になってしまいました。

これではリラックスしろといっても無理かもしれません。この先、世の中はどうなっていくのでしょうか。つい悲観的になってしまいます。

そこで、コロナ禍で多くなったリモートワークの活用です。リモートワークについて、日常にメリハリがなくなった、ダラダラと深夜まで仕事をしてしまう……なんていう弊害を訴える人もいます。でも決められた(あるいは決めた)勤務時間以外はスイッチをオフにすることを習慣にしてしまえば、職場の妙な緊張感や、やっかいな人ともほどほどに距離を置くことができます。

最初は、気が引けることもあるかもしれませんが、割り切ってしまえば、相手も、そういう主義だと理解して接してくるようになるでしょう。

というわけで、リモートワークは、「職場高血圧」にはメリットにもなるのです。賢いズボラでありましょう!

52

最近、笑っていますか？ 感情を解放して、自律神経を整えよう

❗ お笑い番組・オモシロ動画はどんどん見よう！

唐突ですが、最近、笑いましたか？

年を取るにつれ、人と会う機会が減り、喜怒哀楽を感じることも減ってしまいました。気がつけば、笑う機会も減ったようです。

笑ったり泣いたりして、感情に起伏を与えるのは、自律神経にいいとされています。感情の起伏が減って、いつも無表情でいることが増えると、精神衛生上もよくありません。落ち込みを招きやすくなります。

最近は、テレビ（特に衛星放送）で懐かしい番組を再放送しています。昔のお笑い番組などを久しぶりに観ると、とっても面白いですよ。遠慮することはありません、大きな声で笑ってください。

ナツメロ番組もいいですね。往年の歌手と一緒に歌って、若かりし頃を思い出してください。**懐かしすぎて涙が出そうになったら、それもいいでしょう。たまにはボロボロと泣きましょう。**涙とともにストレス物質が排出されていきますので、泣いたあとは、きっとスッキリ晴れやかな気分になっているでしょう。

古い映画もおすすめです。楽しい映画、悲しい映画、痛快な映画——昔好きだった映画を観れば、気持ちが高揚しますよ。

中間管理職に職場高血圧が多いと前項でお話ししましたが、あまり真面目すぎる人は高血圧になりやすいそうです。

真面目に仕事に取り組む人は頼りになりますが、なんでもかんでも真剣に捉えて融通が利かないのも考えものです。力を入れるところと流すところを、バランスよく配分できる人が、「できる人」なのかもしれません。

血管の健康という点だけを考えれば、ちょっといい加減、くらいなほうが優秀な人といえそうです。

53 お風呂で血管の中もピカピカに！睡眠の質も向上する入浴法

❗ 体温の急激な変化は、思わぬ事故の原因になる

日常生活の中で、無理なく血圧を下げられることがあります。それが入浴です。

ちょうどいい湯加減のお湯に浸かると、ジンワリと疲れが抜けていくのを感じますね。日本人に生まれてよかった〜、と感じる瞬間です。

仕事のストレスが多い人は、シャワーですまさず、ぜひお風呂に入ってください。自律神経をリラックスモードに切り替えることができます。

実際に、湯船に浸かると血圧が下がることがわかっています。全身の血管がフワ〜ッと広がって、血流がよくなったことを実感してください。

お風呂のもうひとつの効能は、体温が上がることです。

質のいい入眠は、上がっていた体温が、下がっていくことで得られます。

ベッドに入る1～2時間前にお風呂で体を温めると、スッと深い眠りに入ることができます。

岩盤浴《がんばんよく》やサウナもおすすめです。しっかりと汗を流すことで、体内の老廃物を出す効果が期待できます。ただし、血管に不安のある人はやめておいたほうがいいでしょう。

入浴で注意してほしいのは、急激な体温の変化です。

昔の家屋は風呂場が北側にあり、脱衣所が寒かったものです。冷えた体で熱い湯に飛び込むと、血管が急激に開いて貧血を起こしやすくなります。

冬は脱衣所や風呂場を暖かくしておき、湯の温度はあまり熱くせず、40度くらいにするのがいいでしょう。また、湯船から出るときは手《て》摺《すり》を持つなどして、ゆっくりと立ち上がるようにすると、脳卒中などの思わぬ事態を防ぐことができます。

第6章

深く知っておくといいこと、受けておきたいプロの検査

54

新常識！生活習慣病は、まとめて治療する

❶ 血管の老化が始まると逆戻りはできない

「生活習慣病」は、以前は「成人病」と呼ばれていました。大人になり、さらに年を取ると誰でもなる、しかたない病気——といったニュアンスの名称でした。

年を取ると、なぜ病気が増えるのか？　素朴な疑問を抱いたときは、血管の老化をイメージするとわかりやすいでしょう。

年齢を重ねると、長年使っていた血管のあちこちに傷がついていきます。そして、ところどころが硬くなります。さらに、血管内皮にできたコブが膨らんで、血管が狭くなる部分も出てきます。

炎症程度の早期ならよみがえらすことはできますが、石灰化してしまったり、コブができてしまったりした場合は、残念ながら、元に戻すことはできません。

蓄積する一方です。愛用のレザージャケットやジーンズなら、傷が「味」になりますが、血管にはそんな趣向は通用しません。

糖尿病・高血圧・脂質異常症は、「三大生活習慣病」といわれます。また、死亡原因の上位にランクされる脳梗塞や心筋梗塞、さらには認知症も生活習慣病と考えられています。

これらの生活習慣病に共通するのは、血管の老化が原因になっているということです。つまり、大元の原因は、どれも同じということです。

以前は、糖尿病は糖尿病の、高血圧は高血圧の、それぞれ専門医に治療を受けるのが基本でした。**しかし、大元の原因が同じである以上、生活習慣病はまとめて治療するのがベスト、というように考え方が変わってきました。**

血管が若い人はそれを維持し、傷んできた人はそれ以上、悪くならないようにする。それが生活習慣病に対する正しい姿勢です。

55

繊細な毛細血管から傷み始める。さらに動脈も。血管の老化は全身で進行

！ 大動脈は枝分かれして毛細血管となって組織に入り込む

血流に乗って、血管の構造を知る冒険に出ましょう。

心臓から押し出された血液は、もっとも太い血管「大動脈」を進みます。このときに血管の平滑筋が収縮して、血液は前へ前へと流されていきます。しばらく進むと、大動脈はいくつもの小動脈に枝分かれします。分岐するたびに、血管の直径は細くなっていきます。

やがて血管は組織の中に網目状に入り込んで、極細の毛細血管になります。**毛細血管の直径は5～20㎛ですから、0・005㎜ほどの細さです。構造も単純で、内皮と基底膜だけでできています。**

毛細血管には無数の小さな穴があり、酸素や栄養素を含んだ血漿《けっしょう》が組織に滲

み出ています。こうして必要な栄養素をすみずみまで供給しているのです。

一方、静脈側の毛細血管は、組織が排出した老廃物を無数の小さな穴から吸い取ります。老廃物を集めた毛細血管は、合流を重ねて次第に太くなります。そして、大静脈から腎臓へと入ります。

腎臓では再び極細の毛細血管に分かれ、運んできた老廃物を濾過《ろか》してきれいにします。きれいになった血液は肝臓や肺で栄養素や酸素を集めて、心臓へと戻っていきます。

老化によって最初に傷むのは、単純な構造の毛細血管です。極細の毛細血管は切れたり詰まったりゴースト化したりしやすいのです（140ページ参照）。機能しなくなった血管は不要になり、体の組織の中に溶けていきます。こうして次第に太い血管も傷み始めます。

動脈硬化のエコー検査は、はっきりと状態が見やすい頸《けい》動脈を調べます。

この一番丈夫で太い血管に動脈硬化が見つかれば、血管の老化は全身で進行していると判断できます。また、毛細血管の状態がわかる眼底検査も有効です。

56

「先生、あの血管内のコブを取って!」は、無理な注文。なぜなら……

コレステロールが動脈硬化の原因となる仕組み

動脈硬化のメカニズムについて確認しましょう。

血管内皮は、24時間365日、絶え間なく血流の圧力を受けています。たとえば、家の壁をコツコツと常時、金槌《かなづち》で叩かれているようなものです。**小さな金槌ならまだ耐えられますが、大きなハンマーで繰り返しドドーンと叩かれると、やがて壁にひびが入ってしまいますね。**血管にとって大きなハンマーは、高い血圧を意味し、血糖値が高い血液は、叩く力を強力にします。

血管内皮にひびが入ると、そこに余分な脂肪や悪玉コレステロールが入り込みます。すると、それを修復するために、免疫力のあるマクロファージや止血力のある血小板が集まります。

動脈硬化の発生と進行

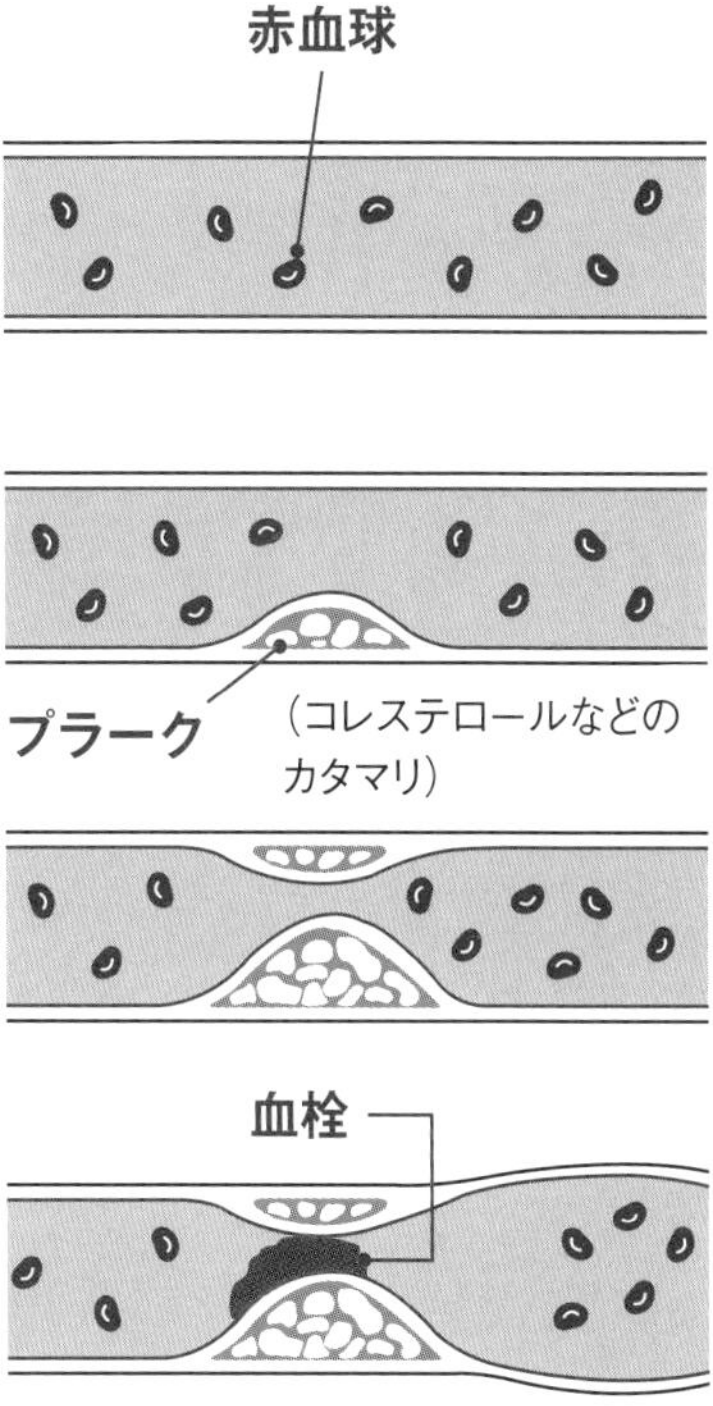

① 健康な血管

② 喫煙や肥満などによりアテローム・プラークが発生

③ 内壁が狭くなり血液の流れが悪くなる

④ 血栓により血管が塞がってしまう

こうして傷がぷっくりと膨らんでいき、アテローム・プラークというコブができるのです。このコブが血管内を狭くするために、さらに血圧が高くなるという悪循環を引き起こします。

アテロームとは「粥《かゆ》」という意味で、ふにゃふにゃと軟らかい特徴がありますこのアテロームが時間をかけて増殖、隆起してコブ（プラーク）になります。このコブが破れると、血小板が集まってかさぶたの血栓になるのです。かさぶたに血流が当たると、はがれて血液と一緒に流れていきます。それが脳の細小血管に引っかかると、脳梗塞の発作を引き起こします。

動脈硬化は、頸動脈のエコー検査ではっきりと見ることができます。**映像を見せると、患者さんは顔色を変えて「先生、あのコブを切り取ってください」と言いますが、それはできない注文です。**見えている頸動脈のコブは、体中にたくさんできているプラークのひとつですし、それを取るために危険な手術を行うことは考えられません（ごくまれに手術をすることはあります）。

生活習慣を改善して、それ以上大きくならないようにすることが大切です。

57 ここ1~2カ月の血糖値がわかるHbA1cの数値は必ずチェック!

❗健康な人は食後に血糖値が上がっても、すぐ元に戻る

赤血球の中にあるヘモグロビンは、糖質とくっつきやすい性質があります。血液中に糖質が増えると、糖質と結合したヘモグロビンが多くなり、血液がベトベトしてきます。これが血糖値の高い状態です。

血糖値が高くなると、血流が悪くなったり血管内皮に傷がつきやすくなったりして、血管の老化が進行してしまいます。

健康な人でも食後は血糖値が上昇します。しかし、すぐに膵臓《すいぞう》から、血液中の糖質を肝臓や筋肉に取り込む働きをするインスリンが分泌されます。この仕組みによって、血液中に糖質が必要以上に増えることを防いでいるのです。

ところが、摂取した糖質が多すぎると、インスリンの効果が間に合わなくな

り、血糖値が高いままになってしまいます。こうした高血糖の状態が長く続くと、次第にインスリンに対する感受性が低下して、インスリンが機能しなくなります。これを「インスリン抵抗性」といいます。ボクシングでいうところのパンチドランカーのような状態です。それが糖尿病という病気です。

糖尿病かどうかは、ブドウ糖を溶かした水を飲んで30分ごとに血糖値を測る「75g経口ブドウ糖負荷試験（75gOGTT）」で判定します。ブドウ糖水を飲んでから2時間経っても200㎎／dℓ以上であれば「糖尿病型」です。

また、空腹時でも126㎎／dℓ以上あれば「糖尿病型」と診断されます（「糖尿病」の診断は、これらを総合的に判断します）。健康診断のときに、朝ご飯を食べないでください、と言われるのは、糖尿病の検査のためなのです。

治療のときによく使われる「ヘモグロビンA1c」は、1～2カ月の間に糖分がどれくらい赤血球にくっついたかを知る値です。HbA1cとも表記されます。一時的な血糖値の値ではなく、中長期の平均値がわかるため、診断や治療の指標に適しています。

健康な人と糖尿病の人の食後2時間における血糖値の変化

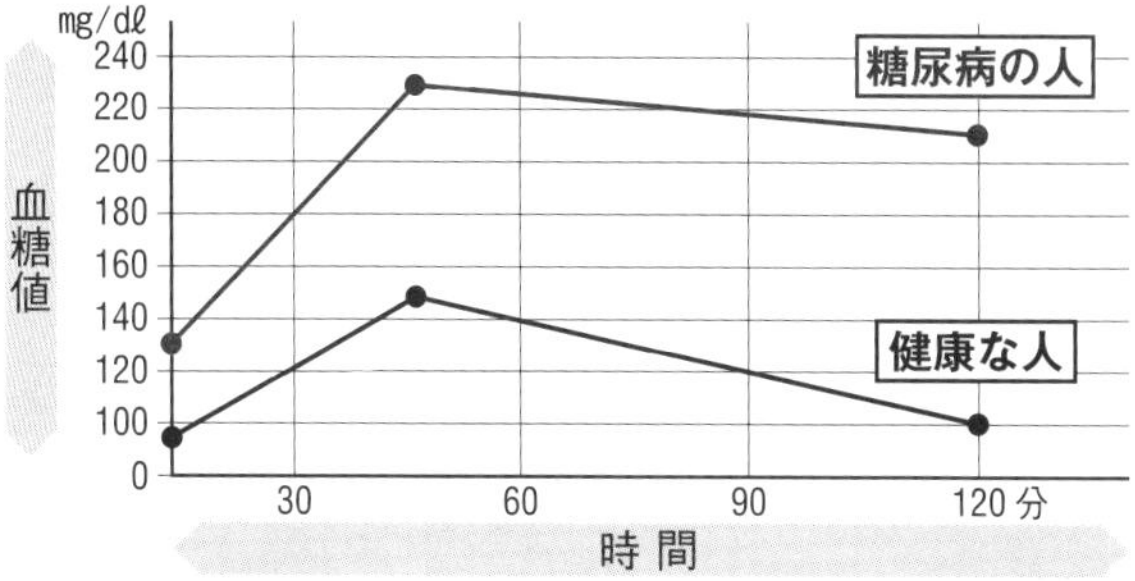

健康な人は血糖値が上がっても、インスリンの働きで速やかに126mg/dℓ以下に下がるが、糖尿病の人はなかなか下がらない。この間に血管が傷む。

糖尿病の基準値

経過時間	0分後	120分後	判定
正常型	110mg/dℓ未満	140mg/dℓ未満	両者を満たすと正常型
糖尿病型	126mg/dℓ以上	200mg/dℓ以上	どちらかを満たすと糖尿病型
境界型	糖尿病型にも正常型にも属さない糖尿病予備群		

参考：日本糖尿病学会『糖尿病治療ガイド2018-2019』

※糖尿病を判定するには、75gのブドウ糖を溶かした水を飲み、30分ごとに血糖値を測定して行う。この試験は「75g経口ブドウ糖負荷試験」といわれる。

58

生活習慣を改善しなければ、数十年後、確実に恐ろしい合併症が現れる

❗網膜症、腎症、神経障害が糖尿病の「三大合併症」

糖尿病の初期と診断されたからといって、すぐにお腹や頭が痛くなるわけではありません。特に不自由もないために、「血糖値が高いですよ」と健康診断で指摘されても、そのまま放置する人が多くいます。これが血管病の一番怖いところです。

生活習慣を改めなければ、10年後、20年後、確実に合併症で苦しむことになります。

糖尿病によって血管が蝕まれ、さまざまな臓器に不具合が生じるのです。

網膜症、腎症、神経障害を糖尿病の「三大合併症」と呼びます。それ以外にも、脳梗塞、不整脈、足の壊疽、勃起不全など、いろいろな合併症が起こります。

合併症の共通点は、毛細血管が集まっている器官で起こること。血液の状態が悪くなって粘性が高くなるために、細い血管が詰まったり切れたりして、各器官に機能障害を起こします。

また、どの合併症も、糖尿病と診断されてから10年、20年という長い年月を経て深刻化します。深刻化してからでは元のように回復させるのは難しいので、できるだけ早期に、糖尿病前の予備群の段階で一日でも早く生活習慣を改善することが大切です。

◎網膜症

目の眼底部分には、たくさんの毛細血管が集まっています。糖尿病になると、この血管が切れて出血し始めます。最初のうちは血管が再生して元に戻りますが、そのうちに再生不能となり出血が広がります。**そしてあるとき突然、片側の目が見えなくなってしまいます。**網膜症の進行は、眼底検査で正確に知ることができます。血糖値が高い人は、定期的に眼底検査を受けてください。

◎腎症

腎臓には糸球体《しきゅうたい》という、糸毬《いとまり》状に細小血管が集まった濾過装置が多数存在しています。体中から回収した老廃物を濾過して、尿として排泄するための器官です。糖尿病によって糸球体が機能しなくなると、たんぱく尿が出るようになるとともに老廃物が排泄できなくなり、体の中に毒素が溜まる尿毒症を発症します。自分の腎臓で老廃物を処理できなくなると、人工透析《とうせき》を受けることになります。人工透析を受ける人の5年後生存率は、50％です。

腎症の進行は尿アルブミンの検査で正確にわかります。早めの検査で早期発見することが大切です。

◎神経障害

足の指先の痺《しび》れ、足の裏に何かがついているような違和感、こむら返りなどを感じたら、神経障害の自覚症状かもしれません。神経障害は左右両側に対称的に起こるのが特徴です。心当たりがある人は、早めに検査をしてください。

神経障害が進行すると壊疽《えそ》になり、最悪の場合、足の切断となります。

糖尿病が原因で発症する合併症

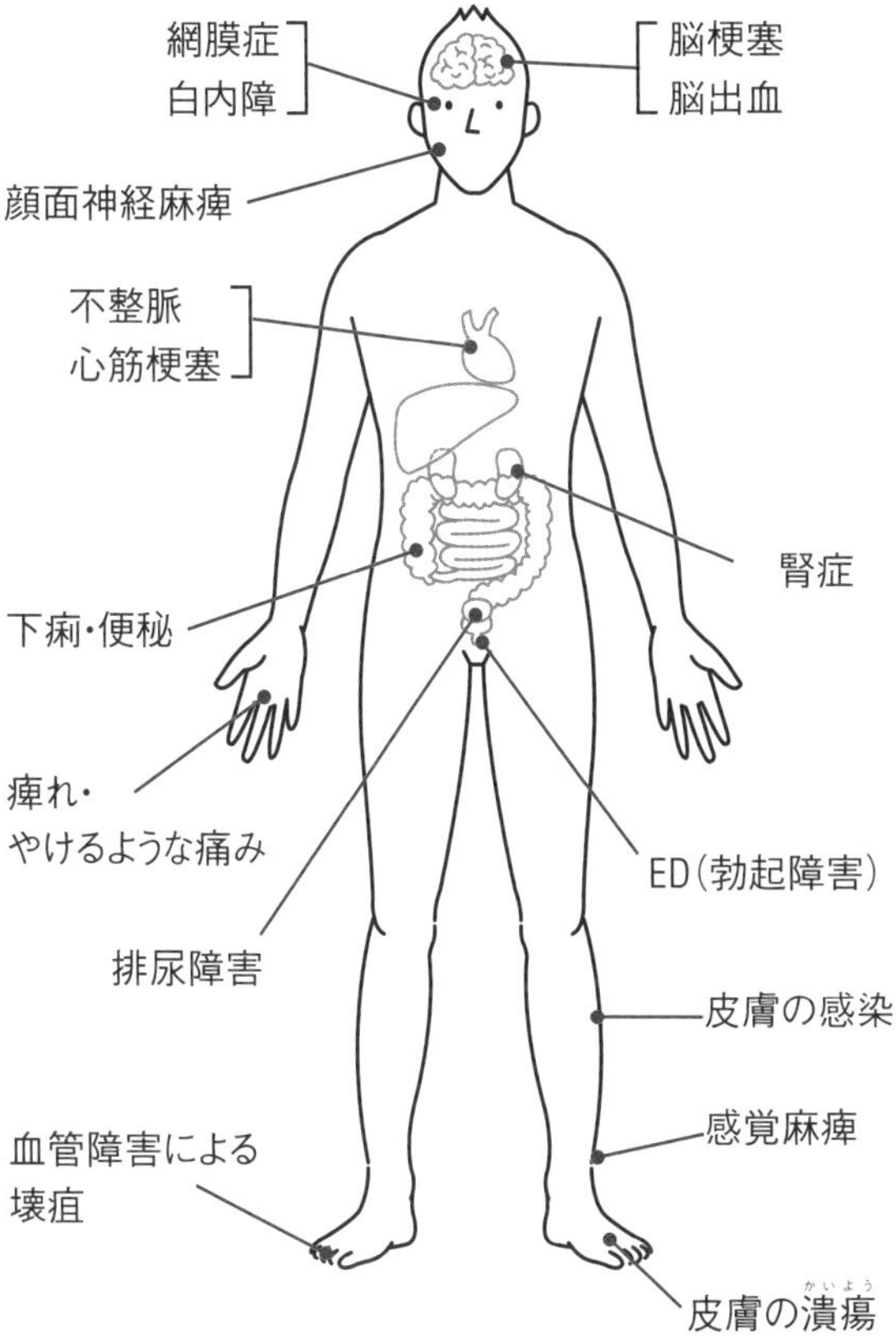

59

「ラクナ脳梗塞」が働き盛りの世代に急増中。万が一のときは!?

❗動脈硬化でできた血栓が脳の血管を詰まらせる

脳の血管が障害を受け、体の機能が停止する病気を「脳卒中」といいます。脳卒中には、脳の血管が切れる「脳出血」、脳の血管が詰まる「脳梗塞」、脳のくも膜の動脈瘤《りゅう》が破裂する「くも膜下出血」などがあります。

塩分が多い日本の伝統的な食事が主流だった昭和30年代までは、脳出血が脳卒中の大半でした。塩分による高血圧が血管の出血を増やしていたのです。**ところが、西洋風の食事が広まってからは、脳出血が減って脳梗塞が多くなりました。**近年は、比較的若い50代の脳梗塞も増えています。

脳梗塞の主な原因は、動脈内にできる動脈硬化です。動脈硬化の起こる仕組みは166ページで紹介したとおりです。

最近、特に注目されているのが「ラクナ脳梗塞」です。**ラクナ脳梗塞は、脳の深部にある毛細血管が詰まる障害です。**小さければ無症状のこともありますが、大きくなると半身の脱力（運動麻痺）、痺れ（感覚麻痺）、ろれつが回らない（構音《こうおん》障害）などの障害が起こります。

どんな障害が起こるかは、詰まった血管の位置によります。

ラクナ脳梗塞は、障害がすぐに回復することがあります。それは、詰まりかけた血栓が血流によって外れるからです。**一瞬、手の痺れを感じて動かせなくなったけど、すぐによくなった、という場合は、間一髪だったのかもしれません。**

脳梗塞で亡くなった人の脳を解剖して調べてみると、小さな梗塞の跡がいくつも見つかります。

◎予防と万が一のときの対策

脳梗塞を予防するためには、生活習慣を改善することが第一です。

喫煙は動脈硬化のリスクを高めます。高血圧、高血糖、肥満、運動不足などの解消も重要です。

また、脱水症状を起こすと血液が濃くなるために、血栓ができやすくなります。夜、喉が渇いて起きる人は、脱水症状が起こりやすくなっています。こまめに水分を取りましょう。

万が一、脳梗塞の発作に襲われたら、とにかく素早い処置が必要です。すぐに周囲の人に助けを求めてください。**『脳卒中治療ガイドライン』によると、命を取り留めるためには、4時間以内の処置が必須です。血栓を溶解する薬を使います。**

もし、家の人が倒れて意識をなくしたら、横向きに寝かせて、すぐに救急車を呼んでください。

寝かせる際は、枕をしてはいけません。上着のボタンやズボンのベルトは外してください。どちらも脳への血流を少しでもよくするためです。

「ラクナ脳梗塞」とは?

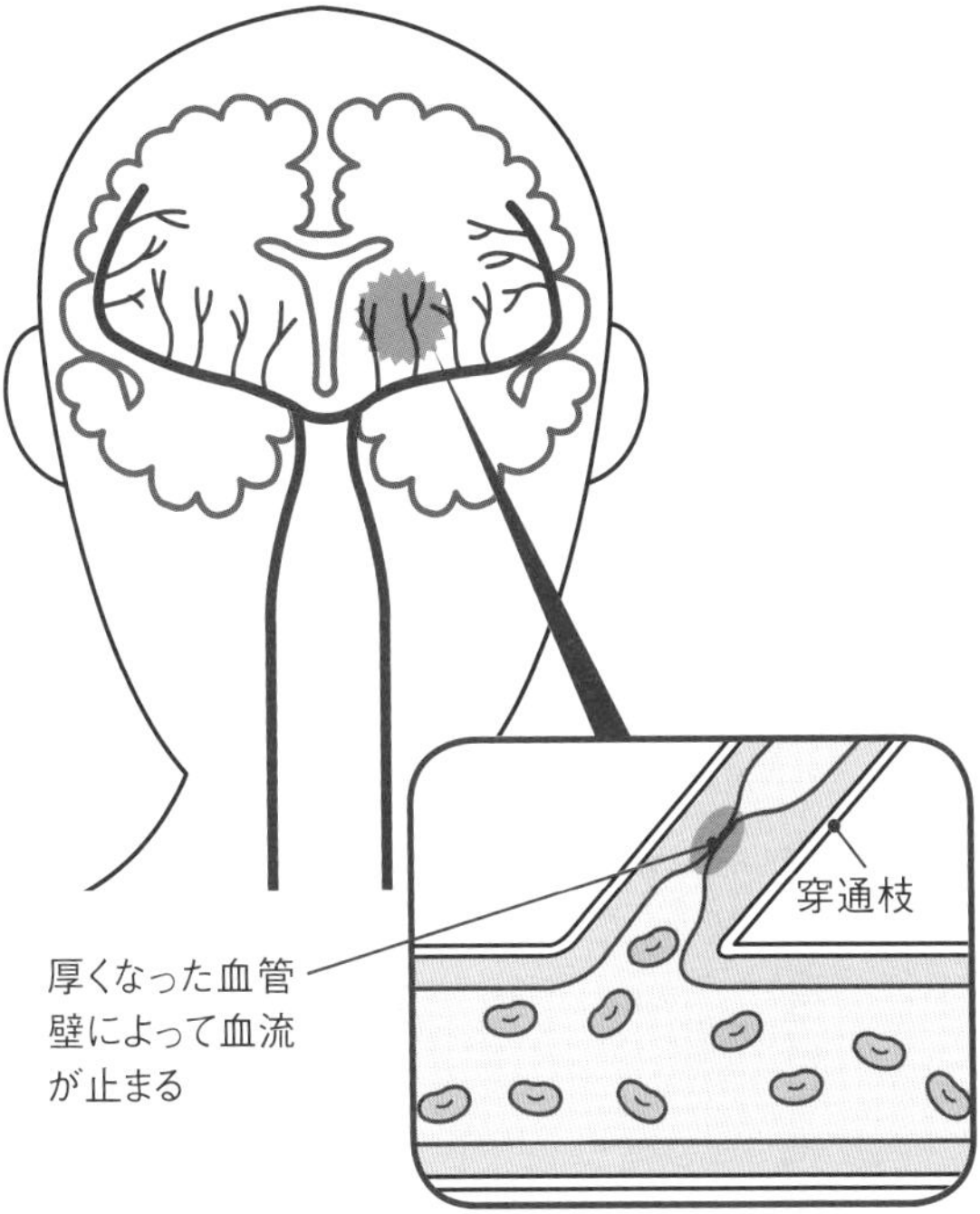
穿通枝
厚くなった血管壁によって血流が止まる

脳の深部にある毛細血管(穿通枝《せんつうし》)で梗塞が起こる。詰まった血管のある場所によって、言語障害や指の震えなど、異なった症状が発生する。症状は比較的軽いケースが多い。

60

心筋梗塞と狭心症の違い

❗心臓を取り巻く「冠動脈」に障害を起こす

血管の健康を維持し生活習慣病を防ぐためには、勢いのある血流が不可欠だと、これまで解説してきました。

血管に血液を力強く押し出すためには、心臓が丈夫でなければなりません。特に心筋と呼ばれる心臓を取り巻く筋肉が重要です。

心筋の表面は、「冠動脈」という太い血管が取り巻いています。**左右2本の冠動脈のうち、左冠動脈は2本に分かれ（前下《ぜんか》行枝《こうし》と回旋枝《かいせんし》）、合計3本の冠動脈によってフレッシュな血液が送られることで、心臓は拍動しています。**

冠動脈が突然、詰まる病気が「心筋梗塞」です。

心臓の3本の「冠動脈」

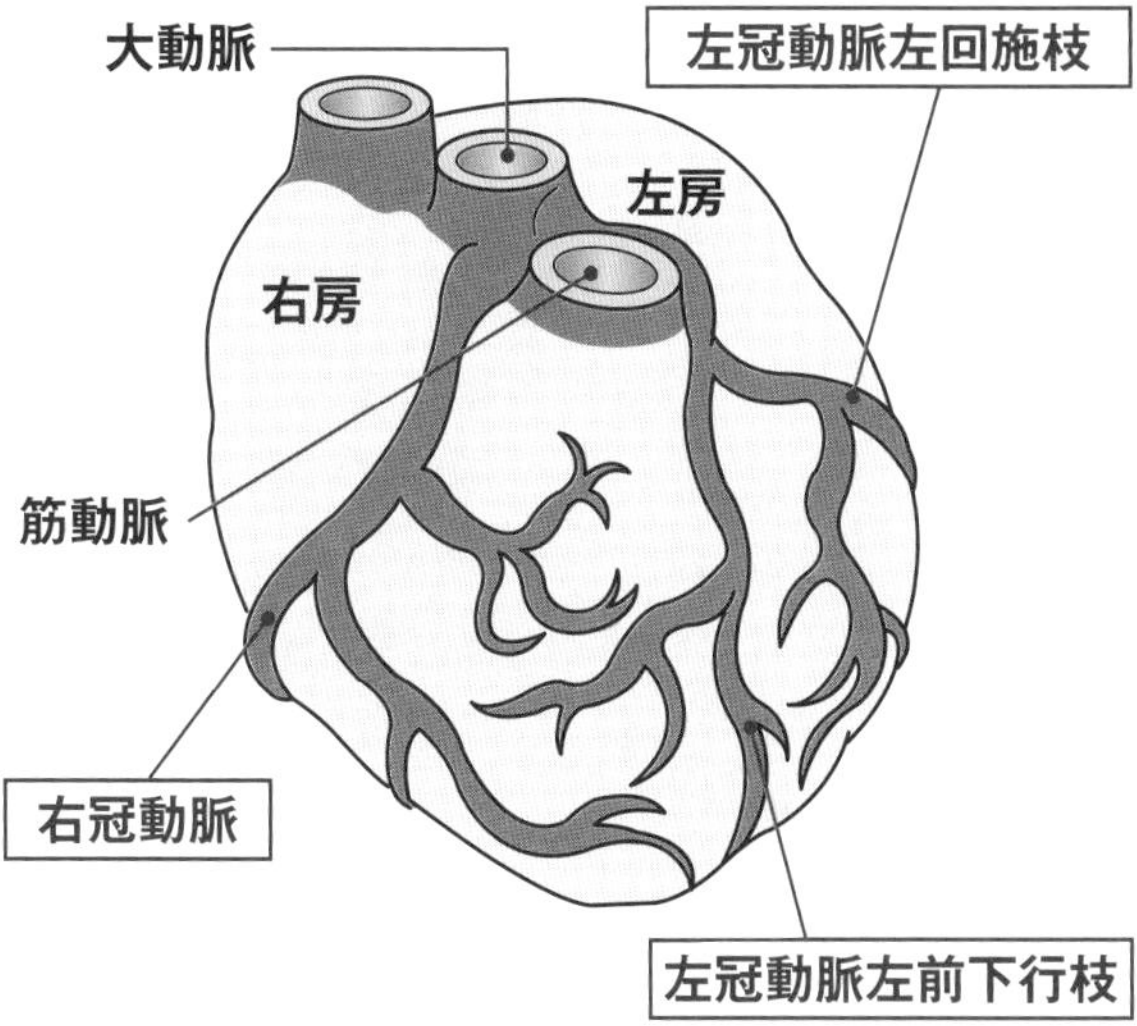
大動脈
左冠動脈左回施枝
左房
右房
筋動脈
右冠動脈
左冠動脈左前下行枝

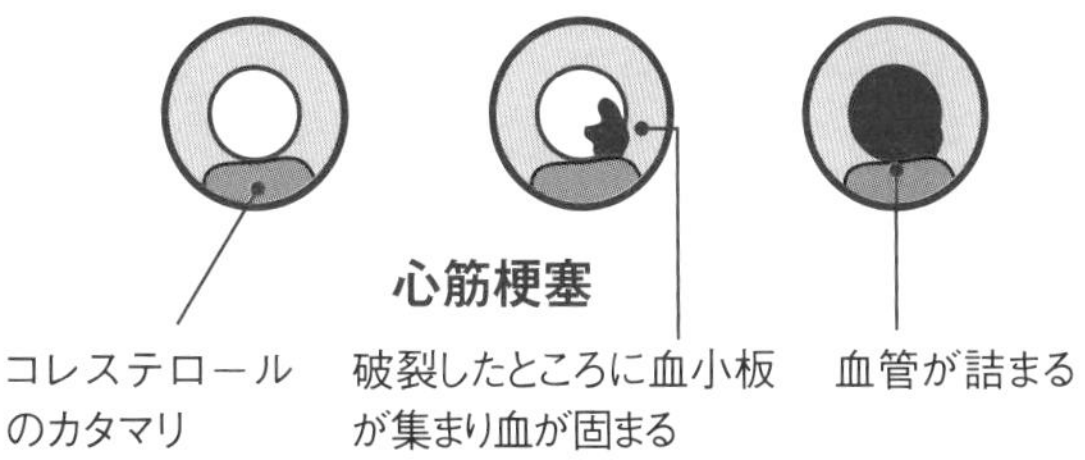
心筋梗塞
コレステロールのカタマリ
破裂したところに血小板が集まり血が固まる
血管が詰まる

冠動脈にできた動脈硬化のコブが破裂し、それを修復しようとして集まった血小板が血管を塞いでしまうことで発症します。

心筋梗塞が起こると、胸の痛み、圧迫感、息苦しさなどを感じます。胸だけでなく、左肩や顎の左側が痛いと感じることもあります。

また、心筋梗塞に驚いた心臓が「心室細動」という不整脈を起こすことがあります。心室細動は心筋が痙攣《けいれん》している状態です。心筋に力が入らないため、心臓から血液がほとんど送り出されなくなってしまい、最悪の場合、数分で脳死に至ります。

一方、冠動脈が動脈硬化によって徐々に狭くなる過程で起こるのが「狭心症」です。

狭心症になると心筋が酸素不足になるため、階段や坂道を上るのがつらくなります。狭心症の胸の痛みや圧迫感は数分後に治まることが多いのですが、長く続く場合は心筋梗塞かもしれません。早く受診する必要があります。

心筋梗塞と狭心症を合わせて、「冠動脈疾患（虚血性心疾患）」と呼びます。

61

生活習慣病の終着駅——65歳で発症率が跳ね上がる、認知症の対策

❗単なる物忘れと同一視している人が多い

2012年、厚生労働省は認知症患者が推定450万人いると発表しました。なぜ、「推定」なのかというと、病気の性質上、通院していない人が多いため、4000人を対象とした調査から割り出した数字だからです。

また、同様に認知症の予備群であるMCI（軽度認知障害）は400万人と推定されています。合わせると850万人——ものすごい人数です。

認知症は、65歳から有病率が急に多くなるという特徴があります。40代から脳の中にアミロイドβという悪いたんぱく質が溜まり始め、神経細胞にまとわりついて情報伝達機能を阻害します。それが溜まりに溜まって、65歳くらいか

ら障害が現れるのです。

65歳で2・9％に跳ね上がった有病率は年齢を追うごとに倍増を続け、85歳で41・4％に達します。

超高齢社会において、認知症がさらに深刻化することは間違いありません。

問題のひとつは、認知症と単なる物忘れを混同している人が多いことです。

年を取れば、誰でも物忘れが多くなります。**たとえば、うっかり約束の時間を間違えることはたまにあることです。しかし、約束したことをすっかり忘れてしまうと、それは認知症の症状です。**

認知症は検査によって、はっきりと診断される病気です。周囲の人が「もしかして？」と気づいたら、専門医の検査を受けることをすすめてください。

自分が認知症だと認めたくない、という思いは誰もが持っているでしょう。しかし、見て見ぬふりをすると重症化してしまうことがあります。認知症は早期に発見して治療を受ければ、進行を遅らせることができる病気です。

65歳は認知症のターニングポイント

年齢階層	認知症有病率(%)
40〜44歳	0.015
45〜49歳	0.027
50〜54歳	0.052
55〜59歳	0.115
60〜64歳	0.189
65〜69歳	**2.9**
70〜74歳	4.1
75〜79歳	13.6
80〜84歳	21.9
85〜89歳	41.4
90〜94歳	61.0

出典:『40歳からの「認知症予防」入門』(伊古田俊夫著・講談社)

65歳を超えると急に認知症患者が増える。65歳は認知症のターニングポイント。

勇気を出して検査を受けてください。

認知症を防ぐには、脳にフレッシュな血液をたくさん送ることです。そのためには、血管の健康を維持することが重要です。

認知症も、糖尿病や高血圧と同じ生活習慣病なのです。

また、悪いたんぱく質のアミロイドβは、睡眠中に掃除されることがわかっています。質のいい睡眠を取ることが認知症予防に欠かせない要素となります。

認知症は遺伝するのか、という質問をよく受けます。

確かに、「アポリポたんぱくE」という遺伝子が発症に関与していることがわかっています。

しかし、日本人に限ると、認知症が遺伝する確率はごくわずかです。それよりも、高血圧や糖尿病などの生活習慣病や、肥満、喫煙などとの関連性のほうが何倍も大きいのです。

生活習慣病による認知症リスク

生活習慣病の有無	リスク
健康な人	1倍
高血圧	2〜3倍
高血圧+肥満	4〜9倍
高血圧+肥満+喫煙	8〜27倍
高血圧+肥満+喫煙+糖尿病	16〜80倍

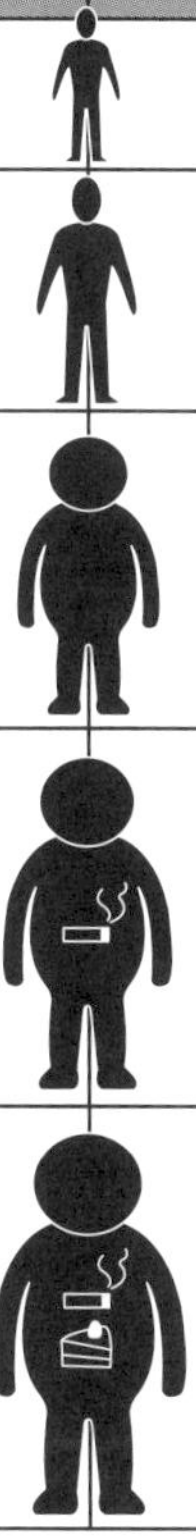

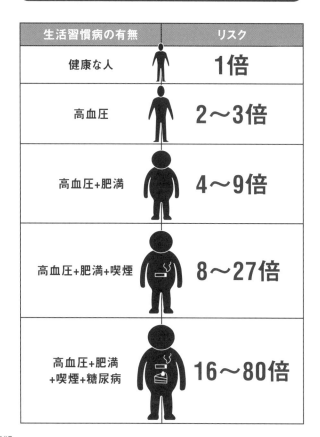

62

大動脈瘤は30㎜以上のコブ。静脈瘤は逆流を防ぐ弁の異常で起こる

❗破裂の危険が大きくなった大動脈瘤は、手術が必要

気になる血管の病気のひとつに、「大動脈瘤」があります。

大動脈の直径は、通常、20~25㎜程度ですが、30~40㎜以上に膨らんでコブのようになると、大動脈瘤と診断されます。

大動脈瘤はコブができる場所によって、胸部大動脈瘤、腹部大動脈瘤と呼ばれます。脳の動脈にできた脳動脈瘤は、くも膜下出血のリスクになります。

なぜ、太い大動脈にコブができるのでしょうか。それは、動脈硬化、高血圧、糖尿病や、喫煙、ストレスなどによって、血管の壁が弱くなっている部分が膨らんでいくからです。

ひと言でいえば、動脈瘤もまた生活習慣病なのです。

大動脈瘤が大きくなると、破裂する危険性が高くなります。もし、破裂してしまうと命の危険があるので、手術が必要になります。

破裂の危険が少ない場合は、生活習慣にいっそう注意をしながら、経過を見守ります。

一方、静脈瘤は、下肢や精巣に近いところなどの静脈にできるコブです。立ったり座ったりしている状態では、重力の影響で血液が下半身に溜まります。その血液は、ふくらはぎのポンピング運動などで上半身へと押し戻されます。そのときに逆流しないように、静脈には「弁」が備わっています。

この弁や筋肉が正常に働かなくなると、静脈瘤が生じるのです。したがって、長時間、立っている人に多い、という特徴があります。

下肢静脈瘤の治療には、弾性ストッキングを使った圧迫法がよく知られていますが、大きくなると元には戻りません。ただ、コブ状に膨らんだ静脈を潰して目立たなくする手術方法もあります。

63

PWV検査と頸動脈のエコー検査で自分の血管年齢を知っておけばベスト

❗健康診断の結果をしっかりと分析することが大切

より正確に自分の血管年齢が知りたいという人は、PWV（脈波伝播《でんぱ》速度）検査を受けるのがいいでしょう。

PWV検査では、心臓の拍動が動脈を通じて手や足に届く速度を測ります。血管内皮が厚くなったり硬くなったりしていると、拍動が伝わるスピードが速くなることを利用した検査です。

両腕と両足首の4カ所につけたセンサーで拍動の到達時間を計測し、計算式に当てはめると「あなたの血管年齢は○歳です」と提示されます。また、頸動脈のエコー（超音波）検査では、動脈硬化によるプラークがはっきりと画面に映し出されます。どちらの検査も、専門医に相談すれば受けられます。

板倉弘重（いたくら・ひろしげ）
芝浦スリーワンクリニック名誉院長、医学博士。

国立健康・栄養研究所名誉所員。東京大学医学部卒業。東京大学医学部第三内科入局後、カリフォルニア大学サンフランシスコ心臓血管研究所に留学。東京大学医学部第三内科講師を経て茨城キリスト教大学生活科学部食物健康科学科教授に就任。

退職後、品川イーストワンメディカルクリニック院長などを経て、現職。主な研究分野は脂質代謝、動脈硬化。

日本健康・栄養システム学会理事長、日本栄養・食糧学会名誉会員、日本動脈硬化学会名誉会員、日本ポリフェノール学会理事長。テレビなどメディア出演多数。著書にベストセラーとなった『ズボラでもラクラク！ 飲んでも食べても中性脂肪コレステロールがみるみる下がる！』（三笠書房《知的生きかた文庫》）などがある。

本書は、本文庫のために書き下ろされたものです。

知的生きかた文庫

ズボラでもラクラク！
血管《けっかん》・血流《けつりゅう》がよみがえって全部《ぜんぶ》よくなる！

著　者　板倉弘重《いたくらひろしげ》
発行者　押鐘太陽
発行所　株式会社三笠書房
〒一〇二-〇〇七二　東京都千代田区飯田橋三-三-一
電話〇三-五二二六-五七三四〈営業部〉
　　〇三-五二二六-五七三一〈編集部〉
https://www.mikasashobo.co.jp
印刷　誠宏印刷
製本　若林製本工場

ISBN978-4-8379-8745-1 C0130

ビールを飲んでも飲んでも腹が凹む法

小林一行

太りやすく、多忙のあまり心が折れた私が発見した究極のノーストレス減量法。毎晩ビールを飲みながら25キロ減！　リバウンド全くなしで数値も改善！

血流を改善するとたった1分で耳がよくなる！

今野清志

「え？　何？」「もう一回言って！」のストレスが消える！　薬を使わない治療法を確立し、3万人以上の治療をしてきた著者の独自のメソッド公開！

ズボラでもラクラク！　薬に頼らず血糖値がぐんぐん下がる！

板倉弘重

4人に1人のリスク、糖尿病を防ぐ！　勝負は40代から。美味しく飲んで食べる「ズボラ・ライフ」でそんなリスクとも簡単にさよならできます。

ズボラでもラクラク！　飲んでも食べても中性脂肪コレステロールがみるみる下がる！

板倉弘重

我慢も挫折もなし！　うまいものを食べながら！　最高のお酒を味わいながら！　好きに飲んで食べたいズボラな人でも劇的に数値改善する方法盛りだくさんの一冊！

C40070